Carsten Teich

KREBS

Hilfe mit der Kraft des Unterbewusstseins bei Krebs

SPICA
VERLAG GMBH

www.spica-verlag.de

1. Auflage 2026

Coverbild: Pexels, Nina Uhlikova

Autor: Carsten Teich

Gesamtherstellung: Spica Verlag GmbH

Printed in Europe
ISBN 978-3-98503-261-7

Für meine Frau Cornelia

Die jeden Tag Mut atmet, auch wenn die Angst leise mitgeht.
Die kämpft, nicht nur für sich,
sondern für die Liebe, die sie umgibt.

Deine Stärke liegt nicht nur im Durchhalten,
sondern im Hoffen.
In jedem Gedanken an eine neue Therapie,
in jedem Schritt nach vorn, selbst wenn er klein ist.

Du bist getragen von deiner Familie,
von Herzen, die mit dir schlagen.
Möge die Hoffnung wachsen,
möge die Liebe dich halten
und möge jeder neue Tag ein Stück Heilung bringen.

Für meinen besonderen Sohn Elias,
dessen Herz größer ist als er selbst.

Deine Liebe gibt Kraft,
dein Lächeln schenkt Licht,
deine Nähe ist ein stiller Mutmacher.

Auch wenn du nicht alles verstehen musst,
spürt dein Herz doch,
was Zusammenhalt und Liebe bedeutet.
Du bist ein Teil dieser Hoffnung,
ein wichtiger Teil dieser Familie.

Mögest du immer wissen:
Du bist geliebt.
Du bist stark.

In Liebe Carsten

Inhalt

Haftungsausschluss

Der Autor und der Verlag schließen eine Verantwortung für mögliche negative Auswirkungen oder gesundheitliche Komplikationen, die aus der Anwendung der in diesem Buch beschriebenen Praktiken, insbesondere durch Unkenntnis der Wirkung, ebenso aus wie eine Haftungsübernahme für eventuelle Schäden oder Verluste, die direkt oder indirekt aus der Nutzung, dem Vertrauen oder der fehlerhaften Anwendung von den in diesem Buch enthaltenen Informationen entstehen.

Jeder Leser ist selbst verantwortlich für seine Entscheidungen zur Anwendung und deren Konsequenzen.

Der Leser möge beachten, dass die rechtlichen Rahmenbedingungen und wissenschaftlichen Erkenntnisse über die Verwendung in verschiedenen Regionen variieren können. Er sollte sich über die geltenden Gesetze und Vorschriften in seinem Land oder seiner Region informieren, bevor er die in diesem Buch beschriebenen Praktiken anwendet.

Das Buch wurde geschrieben, um seine Leserschaft mit der Anleitung und dem Wissen zu versorgen, mit dem sie Verantwortung für ihr eigenes Leben, ihre Gesundheit und ihr Glück übernehmen kann.

Ebenso gibt es ihr eine Anleitung, um an die Grundursache von Disharmonien zu gelangen. Das Buch basiert auf eigenen Erfahrungen des Autors.

Hier der vom Gesetz vorgeschriebene rechtliche Haftungsausschluss:

Der Leser möge einen Arzt konsultieren, wenn er verletzt ist oder an Krankheiten leidet. Diese Publikation präsentiert das Wissen des Autors, die auf seinen Erkenntnissen, seiner Erfahrung und seiner Überzeugung basiert. Ergebnisse hängen

von der jeweiligen Situation des Einzelnen ab und können abweichen.
Der Leser nutzt alle Informationen und Rezepte in diesem Buch auf eigene Gefahr, aus eigener Kraft und aus freiem Willen.

Rechtliche Hinweise:
Dieses Buch versorgt seine Leserschaft mit Informationen über das angegebene Thema. Während alles getan wurde, um die hier zugrunde liegenden Informationen so strukturiert und verständlich wie möglich aufzubereiten, übernehmen weder der Autor noch der Herausgeber Verantwortung für Fehler, Auslassungen oder Fehlinterpretationen des Themas. Diese Veröffentlichung basiert darauf, dass weder der Herausgeber noch der Autor medizinische Dienste leisten. Wenn der Leser an einer behandlungsbedürftigen Krankheit leidet, sollte er einen Arzt konsultieren. Der Käufer oder Leser dieses Buches übernimmt die alleinige Verantwortung und Haftung für die Anwendung des hier dargestellten Inhalts. Zweck dieses Buches ist die Aufklärung. Mögliche Übereinstimmungen mit bestimmten Menschen oder Organisationen sind unbeabsichtigt. Die Informationen in diesem Buch sind kein Ersatz für einen etwaig notwendigen Arztbesuch.
Es wird nicht beabsichtigt, Krankheiten konkret zu behandeln oder zu diagnostizieren. Wenn der Leser sich in therapeutischer Behandlung befindet, sollte er seinen Arzt oder Therapeuten befragen, bevor er Änderungen vornimmt.

Vorwort

„Krebs geht uns alle an!" Diesen Slogan oder auch ähnliche hast du mit Sicherheit in irgendeiner Form bereits einmal irgendwo gelesen, gesehen oder gehört. Hat dich dies jedoch wirklich interessiert? Wenn ich von mir ausgehe, kann ich hier ein ganz klares „Nein" anbringen. Krebs hat mich nie interessiert, bis er mich interessieren musste. Seit nunmehr fast 20 Jahren trage ich ein Bündel an Krebserkrankungen im engen familiären Umkreis (Schwiegermutter, Oma, Mutter, Vater, Schwester) mit mir herum und mit jeder neuen Diagnose stelle ich mir mehr die Frage nach dem Warum. Wie kann Krebs entstehen, obwohl man nicht die typischen Kriterien erfüllt, die einem die Schulmedizin als das Nonplusultra verkauft. Gibt es mehr als die Ansätze, die die Humanmedizin verfolgt? Muss es immer gleich eine radikale Therapie oder gar das mutlose Zusehen als einzige Möglichkeiten geben?

Die ganze Odyssee begann mit meiner Schwiegermutter. Einer Seele von Mensch und, wie ich immer wieder sagen muss, die beste Schwiegermutter, die mir passieren konnte. Außerdem war sie so etwas wie die beste Freundin meiner Frau, was durchaus etwas heißen kann. Jeder weiß, wie problematisch Mutter-Tochter-Beziehungen sein können. Eine derartige Belastung lag jedoch nicht vor. Niemals hätten wir geglaubt, dass das Ganze so dramatische Folgen haben würde, als sich eines Tages die Haut meiner Schwiegermutter leicht gelblich verfärbte. Nachdem sie nie dem Alkohol besonders zugetan war, waren wir uns sicher, dass es sich nicht um einen Leberschaden handeln könnte, und waren erst einmal recht zuversichtlich. Nach einer Reihe von Untersuchungen (z. B. Spiegelung von Magen, Darm und Gallengängen, Computertomographie, Ultraschalluntersuchungen, MRT) stellte sich relativ zügig die Diagnose Pankreaskopf-Krebs heraus. Diese Krebserkrankung der Bauchspeicheldrüse wird meist im Rahmen einer anderen Untersuchung festgestellt. Fakt war, meine Schwiegermutter würde sterben, eine Heilung war nicht möglich, von weiteren drastischen Maßnahmen rieten uns die Ärzte nach langen Gesprächen ab, womit wir auch einverstanden waren. Warum ein Leiden verlängern, wenn es ohnehin keine Hoffnung gibt. Nach knapp einem halben Jahr war es dann so weit, meine Schwiegermutter war ihrem Leid erlegen. Zurück blieb ein Loch, das nie mehr wieder gefüllt werden kann. Man selbst ist irgendwie hilflos und man hat das Gefühl, vielleicht doch noch eine Therapieoption unterlassen zu haben.

Die ganze Familie war traumatisiert, auch wenn wir uns von den Ärzten, Krankenschwestern, dem Sozialdienst, dem Hausarzt und so weiter stets gut beraten fühlten. Ein fader Beigeschmack blieb.

Leider sollte die Krebsreise meiner Familie mit diesem sehr einschneidenden Erlebnis nicht enden. Ich möchte dir in diesem Buch meine Erfahrungen mit diesem breitgefächerten Mysterium schildern, welches ganze Familien jeden Tag aufs Neue vor Abgründe stellt.

Vielleicht kann ich dir in der einen oder anderen Situation helfend zur Seite stehen und dich auf neue Wege bringen. Gleich einmal vorab möchte ich dir sagen, dass ich die Schulmedizin nicht verteufeln möchte. Wir haben uns immer gut beraten gefühlt und waren uns stets sicher, in fachkundigen Händen zu sein. Die Humanmediziner wussten nur irgendwann nicht mehr weiter. Jedoch ist das Wissen in anderen Bereichen hier meist noch nicht zu Ende sowie das ganze Potpourri an Maßnahmen und Wegen noch lange nicht ausgeschöpft.

Auch ich habe im Laufe der letzten Jahre viel gelesen, ausprobiert und gelernt. Nicht alles hat für mich und meine Liebsten wirklich eine Wirkung gezeigt. Einiges wurde auch ausprobiert.

Vieles hat mich jedoch wirklich in einer alten Erkenntnis bestärkt: Der Wille hat wirklich die Kraft, Berge zu versetzen.

Die Lebensgeschichte, die mich zum Nachdenken brachte

Hätte unsere traumatisierende Lebensgeschichte mit dem Tod meiner Schwiegermutter geendet, hätte ich dazu wahrscheinlich kein Buch geschrieben. Auch wenn dieser elementare Verlust ein nie zu füllendes Loch in unseren Herzen hinterlassen hat, hätten wir gelernt, damit zu leben. Wie heißt es so schön: Die Zeit heilt alle Wunden. Genau so wäre es auch uns ergangen.

Leider war es uns aber nicht vergönnt. Dass meine Frau enorm unter dem Verlust ihrer Mutter litt, war mir immer klar. Im August 2002 hatte meine Schwiegermutter die Diagnose Bauchspeicheldrüsennkrebs erhalten. Dies schoss mir auch sofort in den Kopf, als bei ihr 2008 Brustkrebs diagnostiziert wurde. Bei einer Routineuntersuchung stellte der Gynäkologe einen kleinen Knoten in der Brust fest, anschließende Untersuchungen (u. a. Mammographie) und Probeentnahmen bestätigten den Verdacht. Es war ein bösartiger Tumor in der rechten Brust. Sie hätte den Beistand ihrer Vertrauensperson dringend gebraucht. Das kann ich, ganz ohne Eifersucht oder Minderwertigkeitsgefühle, behaupten. Ich fand es immer bemerkenswert, wie verbunden Mutter und Tochter sein können und wie viel beide davon profitieren konnten. Dadurch wurde aber auch der Tod von meiner Schwiegermutter um ein Vielfaches schwerer für sie zu verkraften. Meine Frau war regelrecht traumatisiert.

Dann diese niederschmetternde Diagnose des Brustkrebses. Meine Frau assoziierte damit sofort, dass sie jetzt auch sterben müsse. Ihre Balance zwischen Seele und Körper war ohnehin schon gestört und jetzt diese Krankheit am eigenen Leibe machte das narbig verheilte Traumata wieder absolut real in unserem Alltag. Alles wurde wieder von der Krankheit bestimmt. All unser Fokus war genau darauf fixiert. Eine neue Odyssee nahm ihren Lauf. Der Brustkrebs sollte operiert werden. Dafür war er jedoch leider erst einmal zu groß und zu nahe an wichtigem Gewebe gelegen. Da meine Frau unbedingt die Brust behalten wollte, stand daher erst einmal eine Chemotherapie an. Sicherlich muss ich dir nicht erzählen, was mit ihren schönen welligen langen blonden Haaren passierte. Mir war bis dato nie bewusst gewesen, wie sehr sich eine Frau durch ihre Haare definiert. Meine Ehefrau war nie jemand, der sich nur mit Äußerlichkeiten zufriedengab, aber alleine die Möglichkeit des Haarverlustes war ein brennendes Damoklesschwert für ihre ohnehin schon angeschlagene Seele. Leider sollten sich die schlimmsten Befürchtungen auch hier bewahrheiten. Bereits nach der dritten chemotherapeutischen Infusion fielen büschelweise blonde Strähnen heraus. Jedes Kämmen der Haare wurde zur Tortur. An blankes Haareschütteln war nicht mehr zu denken. Jeder Zopf, jede Frisur eine echte Belastungsprobe. Irgendwann war der Tag da, an dem sich meine Frau entschied, meinen Haarschneider zu nehmen und den Rest der Haarpracht abzurasieren. Die folgenden Tage waren geprägt von schier nicht enden wollenden Heulanfällen. Auch wenn ich als Mann vielleicht eine etwas andere Sicht auf Haare habe – vor allem auf meine eigenen –, ich konnte meine Frau voll verstehen. Hoffentlich würde sich dieses Opfer, dieses seelische Ohnmachtsgefühl, wenigstens lohnen, ging mir immer wieder durch den Kopf.

Die Hoffnung wurde genährt, als Untersuchungen zeigten, dass sich nach Abschluss des Chemotherapie-Zyklus der Tumor tatsächlich verkleinert hatte. Leider hatte er jedoch eine Antenne mit einer Länge von 5 cm gebildet, weshalb der erste Chirurg zu einer totalen Operation riet. Die Brust sollte ab, um sicherzugehen, alles erkrankte Gewebe entfernt zu haben. In der Theorie eine durchaus vernünftige Sachlage, für meine Frau ein absolutes No-Go. Heute noch würde ich behaupten, sie hätte die

Operation des Tumors eher sein lassen, bevor sie sich zu einer Brustentfernung entschieden hätte.

Der Chirurg hatte dafür nicht so viel Verständnis und machte diesem Gefühl auch sehr deutlich Luft. Der behandelnde Arzt war der Meinung, dass eine komplette Brustentfernung unumgänglich sei, um alle befallenen Regionen in der Brust zu erreichen. Nachdem meine Frau jedoch ihren Entschluss gefasst hatte, konnte dieser sie nicht zu etwas anderem bewegen. Er verließ mit einer laut knallenden Tür und den Worten „nicht mein Problem, wenn es schiefgeht" den Raum. Er wollte die Operation unter diesen Umständen nicht durchführen. Ihm folgte ein Kollege, der deutlich mehr Sympathie und Empathie für die Situation meiner Frau zeigte. Er machte jedoch sehr anschaulich klar, dass die totale Operation das Sicherste wäre. Aufgrund der ablehnenden Meinung meiner Frau gegenüber dieser Option einigte er sich jedoch mit ihr auf eine brusterhaltende Operation – mit der Möglichkeit, die Brust abzunehmen, wäre dies wirklich zwingend nötig. Zur Sicherheit nahm er etwas umliegendes Gewebe zur Nachkontrolle ab, diese war nach genauerer Untersuchung unauffällig. Zum Glück gelang der Eingriff und die Brust blieb erhalten. Nachdem sich in der Histologie herausstellte, dass der Tumor hormongängig war, musste meine Frau nach der Operation die Hormonpräparate „Tamoxifen" und „Letrozol", einnehmen. Eigentlich wäre es den Medizinern am liebsten gewesen, meine Frau Cornelia hätte sich gleich noch die Eierstöcke entfernen lassen – wegen der hohen Wahrscheinlichkeit, dass diese auch Krebs entwickeln könnten. Jedoch wollte meine Frau immer Kinder haben und damit wäre dieses definitiv ein unerfüllbarer Traum geworden. Auch wenn sie bei der Brustkrebsdiagnose 37 Jahre alt war, das Nachwuchsthema war dato noch nicht erledigt. Mit der Einnahme der Hormonpräparate war dieses zwar erst einmal vom Tisch, aber eben nur vertagt. Die Möglichkeit einer Schwangerschaft blieb erhalten, wenn sie auch sehr unwahrscheinlich wegen der Hormonpräparate wurde.

Alle anschließenden Kontrolltermine waren unauffällig. Nach medizinischen Regeln gilt nach fünf Jahren ohne erneutes Aufflammen ein Krebs als besiegt und ein Patient als geheilt. Im Frühjahr 2013 war es dann endlich bei meiner Frau so weit. Die Hormonpräparate durften auf Anraten der behandelnden Gynäkologin und des involvierten Onkologen abgesetzt werden. Wir waren mehr als erleichtert, da Cornelia durch die Medikamente sehr viele Probleme mit Wechseljahresbeschwerden hatte (z. B. Schweißausbrüche, Hitzewallungen). Umso erstaunlicher ereilte uns dann die überraschende Nachricht einer Schwangerschaft. Trotz „Tamoxifen" wurde meine Frau schwanger – fast schon eine medizinische Sensation. Jedoch schlug auch hier wieder kurzfristig das Schicksal zu. Bereits in einer frühen Routineuntersuchung fand die Gynäkologin keine kindlichen Herztöne mehr, trotz intensiver Suche. Der Schreck beherrschte uns, unseren Hoffnungsschimmer verloren zu haben, eine Ausschabung wurde geplant. Man ging davon aus, dass es eine Fehlgeburt geben wird. Cornelia bat um etwas Aufschub – wenige Tage und dann nochmal kontrollieren. Darauf ließ sich die Ärztin ein, auch sie hoffte wohl auf ein Wunder. Dieses stellte sich tatsächlich ein, die Herztöne waren wieder zu finden. Unser kleiner Schlingel hatte sich nur irgendwo versteckt und uns alle wieder einmal gezeigt, dass sein Dasein keine Selbstverständlichkeit darstellt. Als wir einige Monate später einen wunderschönen, gesunden, kräftigen kleinen Menschen in unserem Leben begrüßen durften, schien unser Glück absolut perfekt. Mit unserem kleinen Jungen, der 2014 zur Welt kam, waren wir uns sicher, die schlechten Zeiten hinter uns gelassen zu haben. Hier hätte eigentlich so etwas wie unser persönliches Happyend eintreten können, tat es jedoch leider nicht.

Mein Schwiegervater folgte seiner Frau nur wenige Monate nach diesem freudigen Ereignis. Völlig überraschend. Er schlief friedlich ein und wachte eines Morgens einfach nicht mehr auf. So schlimm, wie das ganze Drama mit meiner Schwiegermutter war, bei ihr konnten wir uns wenigstens verabschieden. Meine Frau fiel wieder in ein tiefes Loch. Rückblickend würde ich sagen, sie hatte eine Depression. Vielleicht hatte sie diese schon nach dem Tod ihrer Mutter. Trauer überwindet man irgendwann, aber für Cornelia war plötzlich alles wieder da: der Tod ihrer liebsten Freundin, die eigene Erkrankung mit all der Angst und nun der Tod des Vaters 2015. Es war schwer für mich anzusehen. Einzig und allein unser kleiner Junge schien Cornelia noch etwas Freude zu bereiten in diesem tiefen Tal der Tränen.

Cornelia hatte Phasen voller Antriebslosigkeit. Ich wusste, dass Hilfe nötig wäre, konnte sie jedoch zu keinem therapeutischen Angebot motivieren, zumal ich ihre Trauer auch mehr als verstand. Erst als meine Frau körperliche Beschwerden in Form von Rückenschmerzen äußerte, wurde ich wirklich hellhörig. Mir war bekannt, dass Schmerzen im Bereich der Wirbelsäule gerade bei Cornelias Krebs-Vorgeschichte Schlimmes bedeuten könnten. Obwohl die bisherigen Nachsorgetermine ohne erneuten Krebsverdacht abliefen, bat ich meine Frau, mit mir zusammen den Onkologen außerhalb der Reihe aufzusuchen. Das MRT zeigte einen eindeutigen Befund. Meine Cornelia hatte ein Metastasen-Wachstum entlang der Wirbelsäule. Da dieser Krebs, der aus Resten des Brustkrebses hervorging, inoperabel war und Cornelia eine erneute Chemotherapie ablehnte, riet ihr der Onkologe zur Einnahme der Arzneistoffe „Fluvestrant" und „Ribociclib". Den Rank-Liganten Antikörper „XGEVA" ließ sich Cornelia jedoch zur Stärkung der Wirbelsäule verordnen. Der Onkologe zeigte sich in allem verständnisvoll und kompromissbereit. In einem sehr empathischen, vertrauenswürdigen, aber dennoch sehr genauen Gespräch erörterte er uns, dass die

Schulmedizin hier „versuchen“ könne, etwas zu bewirken, Studien jedoch zeigten, dass gerade bei dieser Schwere der Erkrankung die Patienten meist innerhalb kürzester Zeit versterben würden. Gerade bei Cornelia war diese Wahrscheinlichkeit sehr hoch, da sie 2016 gerade einmal 45 Jahre alt war.

Je jünger ein Mensch ist, desto schneller das Zellwachstum und daher auch ein schnelleres Tumorwachstum. Bei dem Befund wird das Tumorgrading festgestellt. Die Bezeichnung ist dann von G1–G4 gezeichnet. Je höher das Grading, desto schneller wächst und teilt sich der Tumor. Er machte uns auf diese, für ihn palliative Situation aufmerksam und riet uns, auch in Hinblick auf unseren kleinen Sohn, Kontakt zu einem SAPV-Dienst aufzunehmen. Hierbei handelt es sich um eine Art Pflegedienst, der sich um eine spezialisierte und ambulante Palliativversorgung der Patienten kümmert. Hierunter zählen z. B. Verbände, wenn nötig, zu wechseln oder auch eine optimale Schmerzversorgung. Dies entschieden wir jedoch nicht zu tun. Noch besser tat uns jedoch der Rat des Onkologen, wofür wir ihm heute noch mehr als dankbar sind: Wir sollten alle miteinander zu Kur gehen, weil eine Krebserkrankung eine Belastung für die ganze Familie darstelle – einen geeigneten Antrag würde er als behandelnder Arzt sofort ausfüllen. Nach kurzem Überlegen entschieden wir uns, dies auf jeden Fall zu tun. Da der Onkologe eine hohe Dringlichkeit in seinen Antrag einbaute, ging es zwei Wochen später für uns schon los. Bereits nach ein paar Stunden in der Rehaklinik war uns bewusst: Dies war die beste Entscheidung, die wir je getroffen haben. Hier wurde Cornelia nicht nur medizinisch behandelt, sondern auch therapeutisch. Noch heute weiß ich nicht genau, was sie in den verschiedenen Sitzungen mit den Therapeuten besprochen hat, jedoch ging es ihr von Therapiestunde zu Therapiestunde besser. Mir gefiel der Ansatz der Klinik, Krebs nicht nur als körperliches Thema zu sehen, sondern auch die Psyche, das soziale Umfeld etc. Hier reicht es eben nicht, nur das Problem herauszuschneiden oder zu vergiften. Das Ganze müsse man bei der Wurzel packen und von dort ausreißen – wie bei Unkraut im Garten.

Heute wissen wir, was alles nötig war, um dafür zu sorgen, dass Cornelia heute noch lebt. Der Krebs wuchs bereits, als er noch gar nicht nachweisbar gewesen wäre. Nur ein gesunder Körper, ein gesunder Geist und eine gesunde Seele können einen Menschen gesund erhalten. Kränkelt einer dieser drei Bereiche, wird ein Mensch krank. Nicht immer ist es einfach, die jeweilige Belastung auszumachen, viele traumatische Erfahrungen liegen schon weit zurück und sind tief verwurzelt. Sie sind tief im Unterbewusstsein und werden daher häufig nicht mehr wahrgenommen. Tief in diesem Unterbewusstsein brodelt aber ein Vulkan, der irgendwann ausbricht und die Seele durch Erkrankung im Körper sichtbar macht.

Lass dich in diesem Buch mitnehmen auf eine Reise durch den Krebs, die Behandlung und die Maßnahmen, die wir alle uns angeschaut haben. Geht es um Leben und Tod, ist nichts skurril genug, um nicht doch einmal von allen Seiten betrachtet zu werden.

Wie kann Krebs entstehen

Krebs geht uns alle an, weil er uns alle betreffen kann. Ich selbst war immer überzeugt, gesund zu leben. Nicht übertrieben, aber relativ gesund. Ein bisschen Bewegung, ein Job, der Spaß macht, und eine glückliche Ehe mit einem guten Sozialgefüge darum herum. Geraucht habe ich nie, ebenso wie der Rest meiner engeren Familie. Trotzdem hat mir und uns als Familie diese Erkrankung seelisch sehr zu schaffen gemacht. Als Ehemann ist man der Co-Patient und durchlebt jede Behandlung mit.

Körperliche Ursachen

Hast du schon einmal dich oder auch einen Arzt gefragt, warum dieser oder jener Krebs entstehen konnte? Ich habe dies getan. Jeder Mediziner hat mit darauf immer nahezu die gleiche Antwort gegeben: Der wirkliche Grund ist meistens nicht nachzuvollziehen. Vermutlich gibt es diesen einen Grund gar nicht, sondern es handelt sich um eine Verkettung von Umständen und Zuständen. In der Schulmedizin wird alles nur ein biologisch-chemisch behandelt.

Unerwünschte Zellbildungen

Meistens fängt die Bildung eines Krebsgeschwüres ganz harmlos an. Oft verbirgt sich dahinter ein Reparaturmechanismus. Zellen sollen erneuert werden, kleine Verletzungen repariert oder ein innerlicher Ablauf reguliert werden. Dieser Reparaturprozess ufert aus. Es werden mehr Zellen gebildet, als zur Heilung nötig wären, ein Geschwür bildet sich. Dieses kann dann erst einmal gutartig sein. Dann macht es vielleicht keine Probleme, stellt irgendwann das Wachstum ein und hängt dann irgendwo im Menschen einfach so drinnen, ohne je von Belang zu sein. Schwierig wird es erst, wenn dieses Geschwür in irgendetwas infiltriert, also hineinwächst. Dadurch wird unweigerlich das Organ (z. B. die Leber, der Darm, das Gehirn) oder der jeweilige Bereich, in dem das Geschwür gerade heranwächst, beeinträchtigt und es bildet sich dann auch meist nicht mehr zurück. Der Zellklumpen kann aber auch Bestehendes einfach verschieben und abdrücken, ohne in diese hinein zu brechen. So war es bei meiner Schwiegermutter. Daher wurde sie gelb, weil gewisse Verdauungssäfte nicht mehr abfließen konnten und damit das Bilirubin anstieg. Der Bilirubin Wert im Blut zeigt die Fähigkeit der Leber die Schadstoffe zu verarbeiten. Bei einem zu hohen Wert schafft es die Leber nicht, alles zu verarbeiten.

Rein theoretisch kann jede kleine oder größere Dysfunktion im Körper Krebs verursachen, tut dies jedoch meistens nicht. Zum einen werden viele Probleme vorher schon durch Operationen etc. behoben, zum anderen findet der Körper doch immer wieder Wege, die eigenen Probleme in den Griff zu bekommen. Daher kann es durchaus sein, dass du schon einmal irgendwo ein Krebsgeschwür im Anfangsstadium hattest, welches jedoch im besten Falle völlig unbeachtet beseitigt wurde.

Falsche Ernährung

Laut statistischen Erhebungen der WHO (2003/2008/2014/2020) gehen ca. 40 % aller Krebserkrankungen mit einer falschen Ernährungsweise einher. Meistens sind die Patienten adipös, also fettleibig, und nehmen tierische Fette in zu hoher Menge zu sich. Auf viele Vitamine, Mineralien und Ballaststoffe hingegen wird häufig verzichtet. Durch diese Mangel- und Fehlernährung, meist noch einhergehend mit einer unzureichenden Flüssigkeitszufuhr und Bewegungsmangel, werden die einzelnen Zellen mit zu wenig Energie versorgt und defekte Zellen werden gebildet. Da der gesamte Organismus bereits auf Sparflamme läuft, sind weite Teile der Selbstheilungskräfte nahezu ausgeschaltet, ein Krebsgeschwür beginnt zu wachsen.

Heute weiß man, dass Übergewicht, falsche Ernährung und Bewegungsmangel maßgeblichen Anteil an Darmkrebs und Brustkrebs (vor allem in den Wechseljahren der Frau) haben.

Trotz einer adäquaten Lebensweise ist es dennoch nicht garantiert, dass du nicht an einem Krebs erkranken kannst. Cornelia ist trotz eines Lebenswandels, den ich und auch jeder Arzt als „in Ordnung" bezeichnen würde, erkrankt. Trotzdem: Jeder Faktor, der die Wahrscheinlichkeit senken kann, ist Gold wert. Achte auf dein Körpergewicht, bewege dich regelmäßig, trinke nicht übermäßig Alkohol, reduziere den Konsum von tierischem Fett und bring Farbe mit Obst und Gemüse auf deinen Teller.

Suchterkrankungen

Viele psychische Erkrankungen gehen über in eine Suchterkrankungen. Nicht selten verursachen Abhängigkeiten langfristige Schäden an Organen, dem Herz-Kreislauf-System oder auch an der Psyche. Damit sind viele biologische Abläufe meistens ohnehin schon gestört, die Selbstheilungskräfte werden nicht aktiviert. Eine Art Autoimmunerkrankung entsteht, eine Erkrankung, die durch den Körper selbst hervorgerufen wurde.

Vorwiegend Leberkrebs beispielsweise geht auf eine jahrelange Alkoholabhängigkeit zurück. Irgendwann kommt die Leber nicht mehr mit dem Entgiften des Körpers zurecht, eine Leberzirrhose entsteht und daraus kann sich Leberkrebs entwickeln. Mindestens 55 % aller Leberkrebs-Patienten haben eine solche Vorgeschichte. Laut dem Krebsforschungszentrum (DKFZ) heißt es, dass in Deutschland jährlich über 20.000 Krebsneuerkrankungen auf Alkoholkonsum zurückgehen.

Auch hier ist Lungenkrebs wieder ein Paradebeispiel. Ohne das ständige Rauchen sinkt das Risiko, an einem Lungenkrebs zu erkranken, auf weit weniger als 10 %. Stand der Dinge ist jedoch, dass ca. 30 % aller Krebserkrankten in Europa an einem Lungenkarzinom leiden. Die WHO (Welt Gesundheitsorganisation) spricht davon, 85–90 % aller Lungenkrebserkrankungen entstehen durch den Tabakrauch.

Ein ständiges Schädigen des eigenen Körpers, ob bewusst oder unbewusst, kann Krebs maßgeblich begünstigen. Gerade wenn mehrere Süchte vorliegen, z. B. Alkohol und Rauchen, potenziert sich das Risiko einer Erkrankung steil nach oben. Nicht immer muss man dann an Krebs erkranken, sämtliche anderen Störungen und Krankheiten sind ebenso möglich.

Anderweitige Ursachen

Psychische Ursachen

Die Selbstheilungskräfte unseres Körpers sind ein faszinierendes Mysterium. Wir schneiden uns, bluten und innerhalb weniger Tage ist von dieser Verletzung kaum noch etwas zu sehen. So sollte es eigentlich immer sein. Ein Traumata, also ein schwerer Unfall (Vergewaltigung usw.), kann jedoch dazu führen, dass diese Selbstheilungskräfte massiv gestört sind. Der Körper ist derart geschädigt, dass er selbst nicht mehr weiß, wo oben und unten ist. Psychische Probleme wirken sich häufig auch körperlich aus, und umgekehrt können körperliche Erkrankungen psychische Symptome verursachen oder verstärken. Dadurch kann er sich nicht mehr oder nur eingeschränkt selbst helfen. Im schlechtesten Falle reagiert der Körper gegen sich selbst und bildet Tumoren, statt den Körper zu heilen. Daher ist es immer ratsam, nach Verletzungen einmal mehr den Arzt aufzusuchen und gewisse Untersuchungen (z. B. Ultraschall) wahrnehmen zu lassen.

Ein Traumata muss jedoch nicht immer körperlicher Natur sein. Schwere seelische Traumata, z. B. der Verlust von nahestehenden Personen (wie bei meiner Frau Cornelia), Missbrauch, Vergewaltigung und andere nur schwer zu verkraftende Ereignisse, können langfristig zu schweren Erkrankungen und damit auch Krebs führen. Ein gesunder Körper braucht eine gesunde Seele und einen gesunden Geist. Ist hier etwas gestört, droht Disharmonie und damit Fehlfunktionen, Einschränkungen, Krankheit.

Entzündungen

Ständige Entzündungen, Reizungen und Erkrankungen in einem bestimmten Bereich führen dazu, dass sich die Zellen nicht mehr regelmäßig erneuern. Erkrankte Zellen müssten öfter erneuert werden, um zu gesunden, jedoch ist erkranktes Gewebe dazu nicht oder nur eingeschränkt in der Lage. Gerade bei Magen-Darm-Problematiken ist dieses eine häufig bekannte Ursache. Das Bakterium Helicobacter pylori kommt bei ca. 2/3 aller Menschen natürlicherweise im Magen vor. Normalerweise macht es keine Probleme, ist jedoch häufig Ursache von Magenschleimhautentzündungen. Mittels einer Probeentnahme während einer Magenspiegelung wird das Bakterium im Labor nachgewiesen. Eine anschließende antibiotische Behandlung (eine sogenannte Eradikation) erscheint meistens sinnvoll, da eine eher harmlose Magenschleimhautentzündung immer wieder aufflammen und auf kurz oder lang einen Magenkrebs verursachen kann. Die WHO stuft sie in die höchste Stufe ein für krebsauslösende Substanzen (1994/2009).

Dies kann rein theoretisch mit jedem Körperteil genauso passieren, eine Brustdrüsenentzündung kann einen Brustkrebs bedingen, eine chronische Nasennebenhöhlenentzündung ein Tonsillenkarzinom.

Genmutationen

Unser Körper ist ein wahres Wunderwerk. Sollte es so jemanden wie einen Gott oder einen anderen Schöpfer unseres irdischen Daseins geben, dann hat dieser ganze Arbeit geleistet.

Genmutationen entstammen nicht selten einem Dreigespann von Umwelteinflüssen, Vererbung und / oder einer Fehlfunktion in der Zelle selbst.

Wissenschaftlich (Genome Biology 2018) bekannt sind bisher ca. 400 verschiedene Krebsgene. Diese begünstigen nahezu immer im Falle einer zellulären Mutation ein unkontrolliertes Wachstum der Zelle selbst. Bei den meisten Krebsarten benötigt es mehr als eine Mutation alleine, meistens ist von fünf, durchaus unterschiedlichen die Rede, um daraus einen Tumor heranwachsen zu lassen. Eine frühe Mutation kann schon bei Brustkrebs im 20–30. Lebensjahr entstehen.

Genetische Disposition

Damit ist die Vererbung gemeint. Sicherlich kennst du den bekanntesten vererbbaren Tumor, den Brustkrebs. Hier sind schon länger die „Brustkrebsgene" BRCA 1 und BRCA 1 bekannt. Meine Frau wurde davon massiv gebeutelt. Nach meinem heutigen Wissen stelle ich mir immer mehr die Frage, ob auch bei ihr eine genetische Problematik vorlag. Gerade Frauen sind in der Blutlinie meiner Ehefrau sehr häufig vor allem sehr früh verstorben. Dieses Wissen lässt jeden Verdacht hochkochen. Vielleicht war meine Schwiegermutter, die an dieser Form nachweislich nicht erkrankt ist, die berühmte Ausnahme von der Regel. Geholfen hat diese Ausnahmeregelung leider niemandem.

Die Tumorgene, welche heute bekannt sind, lassen sich laborchemisch nachweisen (z. B. mit einer Blutprobe) oder auch in der Pathologie (z. B. mit einer Probenentnahme). Nur das Vorhandensein dieser Gene bedeutet jedoch noch lange nicht, dass man an dieser Krebsart auch wirklich erkrankt. Die Wahrscheinlichkeit eines Krankheitsausbruchs ist jedoch deutlich höher als bei einem Nicht-Genträger. Erbliche Mutationen durch z. B. BRCA1 steigern das Risiko bis 70 Jahren an Brustkrebs zu erkranken auf 65–80 %. Es gibt hierüber viel Studien, z. B. Deutsches Krebsforschungszentrum von 2013.

Umwelteinflüsse

UV-Einflüsse, Abgase, das Rauchen von Zigaretten (aktiv und passiv), ausgedehntes Sonnenbaden, schädliche Materialien (z. B. Arbeit mit Asbest, Arbeiten im Bergwerk, Lacke) und viele andere Schadstoffe können unsere Gene mutieren und damit eine Krebserkrankung entstehen lassen. Häufig entwickeln sich diese Genmutationen aufgrund von Umwelteinflüssen erst in einem höheren Lebensalter, da dann auch die meisten Schadstoffe aufgenommen wurden. Dann potenzieren sich die verschiedenen Formen miteinander hoch. Hier kommt meist unser Lebenswandel zum Tragen. Sämtliche Schadstoffe hinterlassen Spuren. Sie greifen unbemerkt das Erbgut an, hinterlassen langfristige Schäden und bleiben meist jahrelang erst einmal unbemerkt. Gerade in Bezug auf den Konsum von Zigaretten sind die Zahlen sehr eindeutig: 80 % der Lungenkrebspatienten rauchen oder haben dies zumindest eine längere Zeit in ihrem Leben getan, 15 % haben mit schädlichen Materialien gearbeitet (z. B. im Steinbruch Silikat oder auf dem Bau Asbestfasern eingeatmet). Nur die restlichen 5 % entfallen auf keine dieser absolut nachvollziehbaren Personengruppen. Sehr viele dieser Betroffenen leiden jedoch bereits an einer anderen Krebserkrankung oder hatten bereits eine andere überstanden. Lungenkrebs kommt nicht selten als Sekundärerkrankung vor.

In der Regel ist die Diagnosestellung aufgrund der Umwelteinflüsse jedoch nicht so einfach. Wir alle atmen Schlechtes ein, essen Ungesundes und kommen mit gefährlichen Stoffen und Substanzen willkürlich oder auch nicht in Berührung. Gerade auch das Sonnenbaden kann nicht immer vermieden werden. Vielleicht hast du einen Beruf, der sich vorwiegend draußen an der frischen Luft abspielt und wodurch sich daher eine UV-Belastung nicht verhindern lässt. Versuche dich trotzdem, soweit es geht, durch Sunblocker, entsprechende Kleidung und andere Vorsichtsmaßnahmen vor der Sonnenstrahlung zu schützen.

Fehlfunktionen in den Zellen

Unsere Zellen sind eigentlich darauf programmiert, sich immer wieder selbst zu erneuern, um das Beste aus sich herauszuholen. Alles im Sinne eines optimalen Funktionierens unseres Körpers. Leider kann es hier auch ohne erkennbare Gründe plötzlich zu Störungen kommen. Autoimmunerkrankungen (z. B. Autoimmun-Hepatitis) oder Ähnliches können entstehen, jene bedingen wiederum eine Krebserkrankung. Diese Launen der Natur kann man nicht verhindern. Trotz intensivster Forschungen bleibt der menschliche Körper immer noch in weiten Teilen ein absolutes Mysterium.

Sexualität und Fortpflanzung

Wissenschaftlich fundierte Studien zeigen einen eindeutigen Zusammenhang: Eine späte erste Schwangerschaft oder auch ein später Eintritt der Wechseljahre bedeutet ein deutlich höheres Risiko für eine Brustkrebserkrankung. Eine frühe Schwangerschaft, mehrere Kinder und ein früherer Eintritt in die Phase der Wechseljahre bedeuten auch ein geringeres Risiko für Gebärmutter- und Brustkrebs.

Bis zur Kenntnis von Papillomviren verursachten diese bei vielen Frauen chronische Infektionen, welche nicht selten zu Gebärmutterhalskrebs führten, siehe hierzu Studie WHO aus dem Jahre 2007. Da diese Viren vom Mann an die Frau übertragen werden, wird heute jedoch erfolgreich geimpft. Im Alter von 9–14 Jahren liegt der optimale Impfzeitraum, da er vor dem ersten Geschlechtsverkehr und so vor einer Erstansteckung liegt.

Präventive Maßnahmen

Logischerweise ist es immer gut, wenn man eine Krebserkrankung verhindern kann. Trotzdem gibt es gewisse Vorkehrungen, die man treffen kann. Ein gesunder Körper ist weniger anfällig für jede Art einer Erkrankung, daher solltest du folgende Punkte beachten.

Eine ausgewogene Ernährung mit vielen Vitaminen, Mineralstoffen, Ballaststoffen, Obst und Gemüse und mindestens 2,5 Liter Flüssigkeit am Tag, nach Möglichkeit ungesüßt.

Vermeide bitte das Rauchen. Zumindest eine deutliche Reduktion sollte angestrebt werden. Zum Schutze deiner Mitmenschen solltest du auch aufs Rauchen in Gegenwart anderer verzichten.

Halte dein Gewicht auf einem gesunden Level. Hierzu kannst du einen BMI-Rechner hernehmen.

Achte auf deinen Alkoholkonsum. Als Mann solltest du maximal zwei Gläser, als Frau nur 1 Glas pro Tag an Bier, Wein oder Spirituosen zu dir nehmen.

Vermeide eine zu intensive UV-Belastung. Gerade wenn du sehr hellhäutig bist und zu Sonnenbränden neigst, solltest du achtsam mit dir umgehen.

Solltest du mit krebserregenden Substanzen arbeiten müssen, halte bitte die hierbei gültigen Sicherheitsbestimmungen ein.

Nimm Früherkennungsuntersuchungen wahr, z. B. beim Gynäkologen (Mammographie, Krebsvorsorge) oder beim Internisten (Darmkrebsvorsorge durch Darmspiegelung). Diese Untersuchungen können Krebs im Frühstadium erkennen, dadurch verbessern sich deutlich die Behandlungsmöglichkeiten.

Impfungen sind häufig besser als ihr Ruf. Nur wenige Impfschäden sind wirklich nachweisbar, im Gegensatz zu den Menschenleben, die bereits durch Impfungen gerettet werden konnten. Die meisten Impfungen werden sogar von den Krankenkassen bezahlt.

Diese Behandlungen gibt es bei Krebserkrankungen

Krebs muss nicht immer kurativ behandelt werden. Bei meiner Schwiegermutter beispielsweise wurde von jeglicher kurativer Therapie abgeraten, also einer Therapie, die eine Heilung ins Auge fasst. Dafür war der Bauchspeicheldrüsenkrebs einfach zu weit fortgeschritten. Daher entschieden wir uns, mit Einbeziehung allen Therapeuten und Ärzten, einen palliativen Weg zu gehen. Hier ging es um die Linderung der Beschwerden und nicht mehr um eine große Therapie, die unter allen Umständen versucht, Heilung herbeizuführen, wo keine Heilung mehr möglich ist.

Prinzipiell sind die Schmerzen, egal ob körperlich oder seelisch, das größte Problem bei einer Krebserkrankung. Mit einer guten Schmerzeinstellung, einer guten Versorgung mit Medikamenten, eventuell sogar unter Einbezug von Psychopharmaka, kann auch in einer palliativen Versorgung eine massive Steigerung der Lebensqualität erreicht werden.

So weit ist zumindest einmal schon einmal die Schulmedizin gelangt. Noch vor wenigen Jahren war der Ansatz der meisten Ärzte, mit Schmerzmitteln auch im Sterbeprozess eher sparsam umzugehen, weil die meisten Präparate, die dann überhaupt in Frage kommen, zum einen unter das Betäubungsmittelgesetz fallen und zum anderen ein sehr hohes Abhängigkeitspotential in sich bergen.

Operationen

Das erste Mittel der Wahl ist meist eine operative Entfernung des vorher diagnostizierten Tumors. Häufig erfolgte vorab bereits eine Punktion oder Ähnliches, um bereits vor dem chirurgischen Eingriff zu klären, ob es sich um eine gut- oder bösartige Geschwulst handelt. Ist diese gut zu operieren, wird diese auch relativ zügig entfernt, meist mit etwas Gewebe darum herum, um sicherzugehen, dass alles an betroffenen Zellen herausgeschnitten wird. Sollten hier Reste verbleiben, würden diese wieder weiter wachsen und daher in relativ kurzer Zeit wieder Probleme (wie Schmerzen oder Metastasen) verursachen.

Sollte eine Operation vorerst nicht möglich sein, tritt diese in einen anderen Fokus. Bei Tumoren, die bereits in andere Gewebsregionen eingewachsen sind (z. B. in Organe), ist es häufig erst notwendig, diese zu verkleinern. Dieses wird meist mittels Chemotherapie, Bestrahlung oder auch durch eine medikamentöse Therapie versucht. Nicht immer gelingt dieses Unterfangen, jedoch ist kein Mensch nur ein Faktum in einer Statistik, sondern hofft immer für sich alleine und nimmt daher jede Möglichkeit des Weiterlebens und des Gesundens dankbar an.

Im Prinzip erscheint eine Operation auch als das beste Mittel, um einen Krebs zu besiegen. Ist das Übel erst einmal aus dem Körper restlos herausgeschnitten, erscheint der Krebs als erledigt. Leider ist das nicht zwangsläufig so. Eine Entfernung ergibt auf alle Fälle Sinn, jedoch hat eine Operation auch immer unerwünschte Nebenerscheinungen. Nicht selten werden Lymphgefäße entfernt, gerade bei Brustkrebs eine häufig gewählte Form. Zum einen sind die Lymphbahnen oftmals auch mit befallen, zum anderen liegen diese in der unmittelbaren Umgebung und gehören damit dem Hochrisikogebiet an. Lymphbahnen transportieren Lymphe und Immunzellen, aber Tumorzellen können sich entlang dieser Wege ausbreiten. Daher sind unter

Umständen Lymphabflussstörungen möglich. Bei einer Brustkrebsentfernung könnte beispielsweise der anliegende Arm anschwellen, schmerzen und in der Bewegung eingeschränkt sein. Sicherlich gibt es auch hier die Möglichkeiten, mittels Physiotherapie und Kompressionsverband Abhilfe zu schaffen, jedoch sollte man sich dieser nachfolgenden Erscheinungen schon bewusst sein, selbst wenn man sich deshalb auch nie gegen eine Operation entscheiden würde. Auch eine große Narbenbildung ist meistens gegeben. Auch wenn heutzutage die Ärzte deutlich ästhetischer operieren und enorme Wülste nur noch sehr selten auftreten, können Narben oft Jahre nach dem eigentlichen Eingriff noch Zug- und Bewegungsschmerzen verursachen, selbst wenn die eigentliche Erkrankung als erfolgreich therapiert gilt.

Auch wir haben uns für eine Operation entschieden. Meiner Frau Cornelia war extrem wichtig, die Brust zu erhalten. Vielleicht mag der eine oder andere sagen, dieses Verhalten war überzogen, es gibt ja schließlich die Möglichkeit eines Brustaufbaus mit Silikonkissen, aber jeder Krebspatient entscheidet für sich alleine. Jeder muss leider seinen Weg alleine gehen, auch wenn die familiären und freundschaftlichen Bindungen noch so groß sein mögen und daher muss man auch Cornelias Haltung vielleicht nicht zwangsläufig für sich ummünzen, aber sie hat, wie ich finde, für sich richtig entschieden.

Es gibt durchaus Krebsarten, bei denen es reicht, den Tumor rechtzeitig zu entfernen. Weitere Therapien können entfallen, da der Patient nach erfolgreicher Operation bereits als geheilt gilt. Dies gilt nicht zwangsläufig nur für gutartige Tumore, sondern ist von der Krebsart, Größe und Lage im Körper abhängig.

Chemotherapie

Dieses war, wie ich dir bereits geschildert habe, die erste Therapie, die Cornelia in Angriff genommen hat, weil der Tumor erst einmal inoperabel war, d. h., er konnte aufgrund seiner Größe und vor allem Lage nicht gleich operiert werden.

Bei einer Chemotherapie erhält man Medikamente, sogenannte Zytostatika. Dies erfolgt meist als Infusion und kann sogar häufig ambulant in einer onkologischen Praxis erfolgen. Somit ist eine stationäre Aufnahme in einer Klinik nicht nötig – oder eben nur dann, wenn es einem so schlecht geht, dass eine ambulante Versorgung nicht möglich erscheint.

Zytostatika greifen vorwiegend die Zellen im Körper an, die sich besonders zügig teilen. Zu diesen Zellen gehören auch Tumorzellen. Dadurch ist ein wesentlicher Vorteil der chemotherapeutischen Behandlung, dass eine Therapie im ganzen Körper stattfindet. Metastasen, also Tochtergeschwüre, können dadurch ebenso behandelt werden.

Cornelia hat damals zwei Zyklen mit jeweils zwölf Infusionen benötigt, um den Tumor in der Brust auf die gewünschte Größe zu verkleinern. Ein Zyklus besteht immer aus mehreren Tagen, an denen man diese Infusion erhält, und dann einigen Wochen Pause, um zu sehen, ob die Therapie anschlägt. Nachdem Cornelia vier Wochen lang Montag, Mittwoch und Freitag in der onkologischen Praxis stundenlang an den Infusionen hing und so einen Zytostatika-Mix erhielt, zeichnete sich nach dem ersten Zyklus bereits ab, dass die Chemotherapie greift. Leider reichte ein Zyklus nicht aus, weshalb wir uns nach vier Wochen für einen erneuten Anlauf entschieden, welcher die gewünschte Verkleinerung des Tumors mit sich brachte.

Wichtig ist vielleicht noch zu sagen, dass vor einer Chemotherapie eventuell gewisse „Vorkehrungen“ getroffen werden müssen. Bei Cornelia hieß dies: Portanlage. Eine Anlage eines

Portkatheters ist meistens ein Routineeingriff, wenn man diesen Begriff überhaupt für irgendetwas hernehmen möchte. Bei dieser Implantation wird unter die Haut eine Metallplatte eingebracht, welche an eine Vene – meistens in eine herznahe Vene, daher wird der Port meist am linken Unterarm oder über der rechten Brust gelegt – angeschlossen wird. Da diese Platte wirklich nur unter die Haut implantiert wird, ist diese von außen ersichtlich, weil sie sich abdrückt. Die Portplatte besteht vorne aus einer Membran, die mit einer Nadel angestochen werden kann, woran dann wiederum beispielsweise Infusionsleitungen angebracht werden können. Auf der Hinterseite befindet sich ein kleiner Schlauch, welcher in die Vene eingebracht wird. Daher wird verhindert, dass das, was über die Portanlage gegeben wird, irgendwo anders landet.

Mittels dieses Ports bzw. mittels Anstechen dieses Ports über eine spezielle Portnadel haben Ärzte und Pflegekräfte die Möglichkeit, Medikamente zu geben. Bei Cornelia lief die Chemotherapie darüber. Ebenso kann man darüber intravenös ernährt werden, was je nach Tumorlage und -ausprägung auch eine Rolle spielen kann. Viele Krebspatienten sind dankbar für diese Anlage, da diese das ständige Stechen und Neu-Legen von Venenverweilkanülen verhindert und dadurch lästige blaue Flecken und unnötige Schmerzen. Jeder neue Stich in eine Vene kann außerdem Entzündungen nach sich ziehen und wer schon häufiger Infusionen hatte, weiß auch, dass diese venösen Zugänge auch ganz gerne einmal verrutschen.

Dann könnten gerade bei einer Chemotherapie die „giftigen“ Zytostatika leicht ins Gewebe statt in die Blutbahn gelangen, was, wie du dir denken kannst, nicht gerade vorteilhaft wäre. Der Nachteil ist natürlich auch, dass man sich dieses Ding zwar wieder entfernen lassen könnte, aber was ist, wenn erneut der Fall X eintritt? Also, belässt man ihn vielleicht und lebt immer mit der Erinnerung an eine Zeit, die man eigentlich am ehesten vergessen möchte, doch jeder Blick in den Spiegel verhindert dies. Cornelia hat das Beste daraus gemacht und sich an diese Stelle gewöhnt. „Mit dem notwendigen Übel leben lernen", diesen Tipp erhielt sie von einer Mitpatientin bei einer ihrer Chemo-Termine. Somit war nicht alles negativ, was wir mit dieser Therapie erlebt haben. Außerdem wurde unser Wunsch erfüllt und der Tumor ließ sich nach dem zweiten Zyklus entfernen.

Cornelia fand in den vielen Sitzungen insgesamt sehr viel Tröstliches durch die Gespräche mit anderen. Kennt ihr dieses Gefühl, wenn man sich wieder bewusst wird, wie gut es einem geht, weil es anderen noch viel schlechter geht? Es klingt vielleicht ein wenig vermessen, aber ein reger Austausch mit anderen Kranken kann einen unglaublich erden und auch aus sehr viel Selbstmitleid herausziehen. Selbstmitleid hat jeder schwer kranke Mensch, insbesondere wenn er ums Weiterleben bangt. Jeder fragt sich einmal, warum gerade ich? Warum konnte dies nicht irgendwann viel, viel später oder auch gar nicht geschehen? Oder man landet in dieser Endlosschleife, dieses „Was habe ich nur verbrochen". Da holen einen Gespräche mit anderen genau da ab, wo man Hilfe braucht. Hier habe ich das erste Mal den Sinn von Selbsthilfegruppen verstanden. Fremde Menschen konnten meiner Frau an manchen Tagen eine bessere Stütze sein als ich. Ich habe dies erst nicht verstanden, nicht verstehen wollen, bis ich einmal wirklich in einer chemotherapeutischen Sitzung dabei war. Dies war wie eine Erleuchtung für mich. Ich konnte mich noch so gut hineinfühlen, versuchen zu erahnen, was in meiner Ehefrau vorging, ihr noch so alles erleichtern, ihr noch so gut zureden; wirklich verstanden, was sie durchmachte, haben nur die, denen es ähnlich erging.

Diese Erkenntnis hatte auch sehr viel Erleichterung für mich bedeutet. Ich wusste, dass es in Ordnung war, wenn Cornelia mich manchmal wegstieß, mit harschen Worten mir zu verstehen gab, dass ich doch keine Ahnung hätte, wie es in ihr aussehe. Sie hatte Recht! Und ich hatte begriffen, dass ich ein Stück weit loslassen musste, ohne loszulassen. Mein Geklammere, mein ständiges Fragen, ob ich ihr etwas Gutes tun könne oder ob es ihr gut ginge, war zwar gut gemeint, aber mehr lästig als gut für meine Frau. Auch ich durfte schwach sein, durfte weinen, durfte Angst haben. Diese unbändige Angst, sie zu verlieren, die Liebe meines Lebens, die eh schon so viel durchmachen musste. Ich konnte und wollte sie nicht verlieren. Aber es war auch nicht gut, diese Angst immer nur zu unterdrücken, um für Cornelia stark zu sein.

Ich weiß, ich schweife bei diesem Thema etwas ab, aber vielleicht findest du dich in einigen Situationen wieder. Nachdem Cornelia lieber Freundschaften zu ihren Chemo-Mitpatientinnen entwickelte und so tröstende Gespräche erfuhr, nahm ich alleine an regelmäßigen Sitzungen in Selbsthilfegruppen teil. Diese Trennung tat uns gut. Jeder empfing für sich den Trost, den er gerade benötigte und wir hatten wieder mehr Kraft füreinander. Manchmal muss man wirklich etwas loslassen, damit man nicht im Nirgendwo versinkt.

Strahlentherapie

Einer Strahlentherapie musste sich Cornelia ebenso unterziehen. Daher will ich euch auch diese sehr häufig angewandte Therapie zur Krebsbekämpfung näher bringen.

Bei einer Strahlentherapie werden elektromagnetische Strahlen oder Teilchenstrahlungen verwendet, welche das Wachstum des Tumors eindämmen sollen, weil sie in die Zellteilung eindringen und diese deutlich ausbremsen. Im Optimalfall dringen die Strahlungen in das Erbgut der Zellen vor und die Krebszellen sterben einfach ab.

In sehr vielen Fällen wird die Haut von außen bestrahlt. Ich will die Strahlentherapie an sich nicht schlechtreden, aber ich habe Menschen kennengelernt, die waren im wahrsten Sinne des Wortes „verstrahlt". Verbrannte Haut, verbrannte Fingernägel, Schmerzen, Narben und so weiter. Ich habe mich mehr als einmal gefragt, ob solche Methoden wirklich ein Ziel verfolgen, wenn Menschen dann so ramponiert daherkommen. Eine Lebensqualität hat man bei einigen Patienten vergeblich gesucht. Warum aber therapieren, warum ein Leben retten oder zumindest verlängern wollen, wenn diese keine Qualität mehr hat? So ganz habe ich den Sinn nie begriffen, aber auch den Gedanken des „reinen Geldmachens" nicht wirklich zugelassen, da ich mir dies bei den doch meist vertrauenswürdig vorkommenden Ärzten überhaupt nicht vorstellen konnte. Cornelia hatte zum Glück keine der eben genannten schwerwiegenden Schäden davongetragen, einmal musste sie ja auch Glück haben.

Zum Glück kann heutzutage deutlich präziser bestrahlt werden und es wird wesentlich mehr Umgebungshaut und -gewebe geschont als noch vor zehn Jahren. In manchen Fällen – wenn keine Bestrahlung von außen möglich ist, weil zu viel „gesundes Gewebe" geschädigt werden würde, da der Tumor nur sehr schwer erreichbar ist – wird eine Kapsel mit strahlendem Material in den Körper eingebracht und darauf bestrahlt. Dies ist aber eine Methode, die nur sehr selten angewandt wird.

Meistens wird eine Strahlentherapie nach einer erfolgten Operation eingesetzt. Jedoch kann es durchaus sein, dass eine OP erst nach erfolgter Bestrahlung möglich wird, weil auch hier ein Tumor deutlich an Umfang einbüßen kann. In den häufigsten Fällen wird eine Kombination aus Chemotherapie und Strahlentherapie bzw. im Wechsel vollzogen.

Die Strahlentherapie wird nicht nur in kurativen Fällen, also wenn man eine Heilung verfolgt, angewandt, sondern auch in palliativen Situationen. Dies kann eventuell sein, wenn sich im

Körper bereits so viele Metastasen gebildet haben, dass keine Heilung mehr eintreten kann. Dann ergibt eventuell eine Strahlentherapie trotzdem Sinn, weil dadurch Schmerzen gelindert und auch der Tumordruck (der Druck, den ein Tumor verursacht, wenn er gegen Gewebe oder Organe drückt) vermindert werden kann. In nur ganz wenigen Fällen wird eine Strahlentherapie als alleinige Behandlungsmethode angewandt.

Auch vor einer Strahlentherapie gilt es, wie bei der Chemotherapie vorher schon erwähnt, eventuelle Vorkehrungen zu treffen. Gerade wenn sich der Tumor im Bereich des Halses oder des Magens befindet und genau dort bestrahlt wird, wird in der Regel eine Ernährungssonde vorab in Betracht gezogen. Meistens wird sich hier für eine sogenannte PEG entschieden. Dabei wird im Zuge einer Magenspiegelung ein kleiner Schnitt an der Bauchdecke gesetzt, wodurch ein Schlauch direkt in den Magen gezogen wird, welcher wiederum an der Magenwand befestigt wird (z. B. mittels eines aufgeblasenen Ballons oder durch Festnähen).

Über diese Ernährungssonde können dann während der Strahlentherapie-Zyklen Flüssigkeit, Nahrung und Medikamente gegeben werden, ohne dass diese der Patient direkt schlucken muss. Vielleicht kennst du diese Ernährungssonden bereits. Ältere oder sehr kranke Menschen erhalten diese, wenn die Nahrungs- oder Flüssigkeitszufuhr nicht mehr aufgrund der Erkrankung gewährleistet werden kann. Die PEG ist meist eine Vorsichtsmaßnahme. Nicht immer ist sie notwendig. Wenn jedoch das Trinken und / oder Essen nicht mehr möglich sind, garantiert diese die Versorgung des menschlichen Körpers mit allem, was dieser benötigt. Außerdem ist sie relativ leicht zu pflegen und kann einfach von einem Arzt wieder entfernt werden, meist sogar, ohne dass eine erneute Magenspiegelung oder ein anderer größerer Eingriff nötig sind.

Hyperthermie

Unser Körper hat ein sogenanntes Temperaturregulationszentrum im Gehirn sitzen. Dieses sorgt dafür, dass wir schwitzen, wenn uns zu heiß wird, damit wir nicht überhitzen. Anders um Wärme zu erzeugen, wenn wir frieren. Mittels der Hyperthermie wird der Körper künstlich erwärmt. In der Regel geschieht dies durch elektromagnetische Wellen (z. B. Mikrowellen, Radiowellen, Ultraschall). Dadurch sollen die Tumorzellen empfänglich für die Strahlen- oder Chemotherapie werden. Eventuell werden sogar erwärmte Chemotherapeutika eingebracht oder das betroffene Gewebe mit warmen Flüssigkeiten gespült. In der Regel werden dabei Temperaturen zwischen 40 und 43° C angewandt.

Diese Methode, die dem Namen nach schon fast einen homöopathischen Ansatz zu verfolgen scheint und in die Richtung der Aktivierung der Selbstheilungskräfte geht, hat sich noch nicht als Standardverfahren hervorgetan für die Schulmedizin. In der Schulmedizin sind hier noch zu viele Fragen unbeantwortet und klinische Studien haben bis dato wohl auch noch nicht den gewünschten Effekt gezeigt.

Laut Berichten ist diese Methode wohl auch sehr unangenehm, mitunter mit solch starken Schmerzen verbunden, dass die Hyperthermie nur mit Schmerz- oder Beruhigungsmitteln zu ertragen ist. Eventuell wird sogar eine leichte Narkose benötigt. Da die Hyperthermie das Herz-Kreislauf-System enorm belastet, kommt diese Möglichkeit bei den meisten Erkrankten ohnehin nicht in Frage.

(Anti-)Hormontherapie

Bei Brustkrebs sind die meisten Tumoren hormonabhängig, also hormonrezeptorpositiv. Es ist unter Umständen eine kurz- oder langfristige Hormontherapie angezeigt. Cornelia nahm deshalb jahrelang das bei Brustkrebs meist eingesetzte „Tamoxifen". Viele kennen vielleicht auch die Generika (also Nachahmerpräparate) „Novadex" oder „Tamokadin". Diese – alle mit dem gleichen Wirkstoff versehen – sind meistens die Mittel der Wahl nach oder während einer Brustkrebserkrankung.

Hormone sind deshalb so interessant, weil sie viele Abläufe im menschlichen Körper regulieren. Hierzu zählt beispielsweise der Blutzuckerspiegel durch das Hormon Insulin. Leider wachsen häufig auch Tumore unter Hormoneinfluss besonders schnell. Genau hier setzt die Hormontherapie an. Die körpereigene Hormonproduktion soll durch die Gabe von Medikamenten gedrosselt werden, um das Krebswachstum oder auch die Folgen eines Tumors einzudämmen. Durch diese Funktion wird diese Therapie auch häufig als Antihormontherapie bezeichnet. Dies ist im ersten Moment vielleicht etwas verwirrend, aber hier geht es um einen Entzug von Hormonen, während bei anderen Erkrankungen (z. B. einer Schilddrüsenunterfunktion oder bei einer geschädigten Bauchspeicheldrüse) spezielle Hormone zugeführt werden (beispielsweisez.B. Insulin als Spritze).

Bei Brust- und Prostatakrebs wird häufig so vorgegangen, da diese beiden Krebsarten am meistens hormonabhängig sind. Übrigens, auch Männer können an Brustkrebs erkranken. In der Bundesrepublik Deutschland sind dies ca. 400 männliche Patienten im Jahr. Gar nicht so wenig, wie man meistens glaubt. Brustkrebs ist also kein alleiniges Frauenproblem.

In der Regel werden nach einem Brustkrebs oder auch nach anderen hormonabhängigen Krebserkrankungen solche Antihormone über einen längeren Zeitraum gegeben, auch wenn der eigentliche Tumor operativ entfernt wurde und vielleicht sogar Chemotherapie und / oder Strahlentherapie folgten. Meistens geht es zum einen darum, eventuelle Tumorfolgen (z. B. Reizungen im operierten Gewebe) zu unterdrücken, zum anderen soll ein eventuelles Wachsen von Metastasen verhindert werden. Daher auch die ständigen Kontrolltermine, um sicherzugehen, dass keine Tumorzellen im Körper verblieben sind.

Liegt allerdings ein endokriner Tumor vor, also ein Tumor, der selbstständig Hormone produziert und diese gegebenenfalls sogar in den Körper / die Blutbahn abgibt, können die Patienten enorme Probleme und Schmerzen haben, weil der Körper diese Hormone gar nicht benötigt und mit Abwehrreaktionen dagegen kämpft. Fieber oder andere Selbstheilungsmechanismen können die Betroffenen zusätzlich enorme Kraft und Energie kosten. Auch hier versucht man mittels Antihormontherapie entgegenzusteuern. Dies ergibt vor allem dann Sinn, wenn eine Operation nicht möglich ist und daher eine palliative Situation als gegeben erscheint.

Stammzellentherapie

Eine der bekanntesten Krebserkrankungen ist die Leukämie, der sogenannte Blutkrebs. Es kristallisiert sich die Leukämie immer mehr bei sehr jungen Menschen oder auch bei sehr betagten Menschen leider heraus, prinzipiell kann jedoch jeder davon betroffen sein. Die Stammzellen des menschlichen Blutes sitzen im Knochenmark. Aus diesen Blutstammzellen bilden sich immer wieder neue Blutzellen, da altersbedingt auch Blutzellen absterben. Im Prinzip das gleiche Prozedere wie bei jeder anderen Zelle im menschlichen Körper.

Durch eine Leukämie werden genau diese Stammzellen zerstört oder nachhaltig geschädigt, die stetige Erneuerung der Blutzellen versiegt oder läuft zu langsam ab. Der Körper wird krank. Auch durch hochdosierte Therapien (z. B. Chemo- und / oder Strahlentherapie) können diese Zellen massiv geschädigt werden. Lapidar gesagt benötigt der Patient dann neue, gesunde Blutstammzellen. Diese können über eine Transplantation übertragen werden. Entweder werden eigene Stammzellen eingesetzt, die vor der Krebstherapie für „später" entnommen wurden, oder es werden „fremde" Zellen benötigt. Meistens ist dies jedoch leichter gesagt, als getan, da dies natürlich ein geeigneter Spender sein muss. Hier können häufig blutsverwandte Familienangehörige aushelfen. Meistens reicht dafür sogar eine Blutentnahme, ähnlich wie bei der Lebensblutspende. Machen die neuen Blutstammzellen das, was sie machen sollen, gilt die Transplantation als erfolgreich und eine Heilung auf Dauer wird möglich.

Eine Stammzellentherapie wird bei vielen verschiedenen Blutkrebsarten eingesetzt, die Leukämie stellt die bekannteste dar, hat jedoch auch zahlreiche Unterformen. Es wird auch bei Lymphomen und Multiplen Myelom eingesetzt.

Immuntherapie

Diese ist eine relativ neumodische Form, eine Krebserkrankung zu besiegen. Dabei werden Medikamente gegeben, vorwiegend Tabletten, die direkt den Tumor angreifen sollen und nicht den ganzen Körper belasten.

Prinzipiell ist unser Körper darauf programmiert, geschädigte Zellen zu erkennen und diese zu eliminieren. Ist die körpereigene Abwehr jedoch aufgrund irgendwelcher Ursachen nicht in der Lage, diese kaputten Zellen sofort zu beseitigen, wird man früher oder später krank – je nachdem, wie schnell der Krebs wächst. Es fehlen daher sogenannte Antikörper oder diese reagieren verzögert oder nur in unzureichender Art und Weise.

Antikörper sind generell darauf getrimmt, Probleme frühzeitig aufzudecken, diese können Krankheitserreger, Fremdstoffe oder andere Schäden darstellen. Dieser Funktion bedienen sich auch die Schulmediziner, da Antikörper diese Probleme ebenso bei Tumorzellen erkennen und daher bekämpfen können, wenn sie als Medikament gegeben werden.

Impfung

Eine Impfung kann das Entstehen von Krebs verhindern. Manche Krebserkrankungen werden nachweislich durch Viren verursacht oder zumindest zu einem Großteil dadurch begünstigt. In den letzten Jahren haben sich hier vor allem die Papillomviren hervorgetan, welche für Krebserkrankungen im Genitalbereich, Gebärmutterhals, in Mund und Rachen verantwortlich erscheinen. Manche Hepatitis-Erreger wiederum stehen im Verdacht, maßgeblich Leberkrebs begünstigen zu können. In Europa sind laut Studien ca. 10 % aller Krebserkrankungen viral bedingt, d. h., jeder zehnte Erkrankte könnte durch eine präventive Impfung vor seiner Erkrankung bewahrt werden.

Gerade die HPV-Impfung gegen die humanen Papillomviren bei jungen Mädchen zwischen 9 und 14 Jahren hat sich in den letzten Jahren als äußerst effektiv erwiesen. Studien aus Dänemark, Schweden und Australien zeigen, dass geimpfte Frauen nach 10–15 Jahren praktisch keine invasiven HPV Typen entwickeln. Nichts ist einfacher, als mit einem kleinen Stich gar nicht erst an bestimmten Krebsarten zu erkranken.

Eine Impfung ist daher viel mehr eine präventive Maßnahme als eine Behandlungsmethode. Trotzdem sollte man, wenn man bereits erkrankt ist, eventuell andere Risikofaktoren ausschließen (z. B. bei Brustkrebs gegen Hepatitis-Erreger impfen lassen).

Alternative Therapien

Diese finden in einer schulmedizinischen Behandlung meist keine bzw. nur wenig Beachtung. Dabei ist es seit Ewigkeiten bekannt, dass ein Körper nur gesunden kann, wenn auch die Seele und der Geist gesund sind und zu einer Heilung bereit sind. Wenn der Körper, die Seele und der Geist in einer harmonischen Symbiose miteinander agieren, werden keine körperlichen Beschwerden und damit unter Umständen keine Krebserkrankung entstehen können. Im Geist ist das Denken verankert. In der Seele sind das Fühlen, Sinn, Moral und die emotionale Energie vorhanden.

Es gibt eine Fülle von Angeboten, jedoch solltest du dabei immer wieder auch deinen behandelnden Arzt einbeziehen. Nicht jedes alternative Präparat ist in jedem Fall gut verträglich oder auch ratsam. Die größten Wirkstoffe kommen nach wie vor aus der Natur, diese können helfen, aber auch das Ganze enorm verschlimmern. Außerdem ist auch nicht jedes Angebot seriös. Handauflegen beispielsweise ist meistens sehr negativ behaftet; ob du an dessen Wirkung glaubst oder nicht, ist dir überlassen, und genau da fängt der Sinn meistens an: Solange du dich damit wohl fühlst und solange du einen positiven Nutzen daraus ziehen kannst, in welcher Form auch immer, ist kein Ansatz verkehrt.

Mistel (Viscum album)

Die positive Wirkung der Mistelpflanze wird schon seit Jahrhunderten weitergegeben. Wir wissen alle, dass sogenannte Hausmittel meistens besser sind als ihr Ruf. Mediziner stehen dem Einsatz von Mistelpräparaten meistens sehr kritisch gegenüber. Allerdings gibt es mittlerweile durchaus wissenschaftlich fundierte Studien, die eindeutig die positiven Wirkungen dieser Substanzen unterstreichen. Die Studie PubMed von 2008 unterstreicht die Verbesserung der Lebensqualität über Chemotherapie hinweg bei der Mistel-Gruppe. Das Wohlbefinden der betroffenen Patienten steigert sich jedoch gerade unter einer Chemotherapie um ein Vielfaches. Jedoch trifft dies nicht bei allen Krebsarten zu und muss daher vor der Einnahme immer erst abgeklärt werden (z. B. mit einem mitbehandelnden Homöopathen).

Wenn du selbst mehr über die Misteltherapie erfahren möchtest, müsstest du deshalb einen Homöopathen aufsuchen. Die meisten Mediziner lehnen dieses Prozedere ab, die Krankenkassen übernehmen in dieser Richtung nicht immer die Kosten.

Zum derzeitigen Zeitpunkt spielt daher die Therapie mit Mistelpräparaten in der Schulmedizin keine große Rolle.

Cannabis

In diese Richtung öffnet sich auch die Schulmedizin immer mehr. Cannabis ist zwar nicht geeignet, Krebs zu heilen oder einzudämmen, jedoch sehr wohl, um die vorhandenen Schmerzen auf ein erträglicheres Niveau zu senken. Seit März 2017 ist es gesetzlich erlaubt, medizinisches Cannabis oder auch Medikamente, die aufch Cannabis basieren, zu verschreiben. Immer mehr Ärzte erklären sich dazu auch bereit.

Cannabis ist selbstverständlich mit einem hohen Abhängigkeitsrisiko einhergehend, das soll nicht geleugnet werden, im Gegensatz zu standardisierten Arzneimitteln jedoch nicht wesentlich schädlicher bzw. meistens sogar um ein Vielfaches verträglicher. Da Cornelia schon immer Probleme mit Medikamenten hat, wäre dies mit Sicherheit auch bei ihr, hätte sie es benötigt, eine vernünftige Alternative gewesen. Eines hat meine Frau immer wieder betont: Neben der Angst vor dem Sterben sind Schmerzen das Schlimmste bei einer Krebserkrankung, schätzungsweise bei jeder Krankheit.

Phytotherapie

Mit Phytotherapie ist eine erweiterte Kräuter-Medizin gemeint, welche auf jahrhundertelangem Wissen basiert und stets erweitert wird. Diese Behandlungsmethode will Beschwerden von Krankheiten und Erkrankungen selbst vorbeugen oder zumindest lindern. Die Bestandteile der Medikamente werden aus den Wurzeln, den Blättern, Blüten, Stängeln, Früchten, der Rinde oder anderen Pflanzenteilen hergestellt. Die gewonnenen ätherischen Öle, Gerb- oder Bitterstoffe, Alkaloide oder andere haben einen dementsprechenden positiven Einfluss auf den menschlichen Gesamtorganismus.

Hergestellt werden meist Tabletten, Kapseln, Dragees, Presssäfte, Tinkturen, Tees oder Salben. In der Schulmedizin finden sie meist keine Anwendung in der Akut- bzw. Notfallmedizin, werden aber trotzdem auch immer mehr von Humanmedizinern in eine patientenorientiertere Krebstherapie eingebunden. Meistens erfolgt dies jedoch auch nach dem Motto: „Wenn es nicht hilft, dann schadet es auch nicht." Ich sehe das nicht so negativ, die Menschen in den Jahrhunderten vor uns waren um einiges umweltorientierter als wir und kannten sich daher bestens mit Heilmitteln aus. Was hätten sie auch anderes tun können? Chemisch hergestellte Medikamente gab es bis vor einigen Jahrzehnten nicht.

Besprich jedoch alles, was du einnimmst, mit deinem behandelnden Arzt. Jedes noch so kleine „Kräuterchen" kann, wenn es mit anderen Präparaten eingenommen wird, sehr negative Wirkungen erzielen, welche dein Arzt kennen sollte.

Cornelia hatte jedenfalls bereits vor der Chemotherapie (also bei der Diagnose des ersten Brustkrebses) eine Homöopathin aufgesucht, welche ihr eine für sie abgestimmte Kräutermischung gab. Dadurch hatte meine Frau – bis auf den Haarverlust – kaum unerwünschte Nebenwirkungen. Sie hat nicht ständig erbrochen, saß nicht apathisch in der Ecke oder war völlig ausgelaugt, wie dies andere Erkrankte häufig berichten.

Ayurveda

Diese alte indische Heilungsmethode ist häufig sehr tiefgreifend und für Patienten daher auch entsprechend anstrengend. In vielen spirituell und naturkundlich angehauchten Kulturkreisen, wie auch in vielen indischen Regionen, werden Erkrankte ganzheitlich behandelt. Diese Kombination aus beispielsweise Operation, Chemotherapie, Homöopathie und Ayurveda ist in Europa nicht gebräuchlich. Hier können wir also von Entwicklungs- und Schwellenländern lernen. Wer sich finanziell nichts anderes leisten kann, muss mit dem auskommen, was die Natur vorgibt. Nicht immer ist dieser Ansatz verkehrt, nicht immer ist alles mit reiner synthetischer Chemie heil- oder therapierbar.

Ayurveda selbst ist eine Tradition, die seit Jahrtausenden angewandt wird. Die Erfahrungswerte gründen daher auf viel mehr Erfahrung, als dies blanke, zahlenbehaftete wissenschaftliche Studien je zeigen könnten, auch wenn es diese in Bezug auf Ayurveda sehr wohl gibt. Diese spiegeln deutlich wider, was die Erfahrungen sagen: Von Ayurveda können selbst todkranke Menschen profitieren.

Gerade in der Therapie von chronischen und sehr schweren Erkrankungen wird Ayurveda gerne eingesetzt. Die speziellen Yoga-Übungen und Meditationen sind ein gutes Mittel, um zu sich selbst zu finden. Je reiner man mit sich selber ist, desto mehr arbeitet der Körper auch für einen. Die Selbstheilungskräfte werden in Schuss gebracht, die Nerven gestärkt und die Widerstandsfähigkeit gestärkt.

Ayurveda ist auch eine äußerst stärkende Vorbereitungsmöglichkeit für eine bevorstehende chemotherapeutische Behandlung. Gesunde Körperzellen können hierbei gestärkt und damit widerstandsfähiger gegen die Gifte der Behandlung werden. So werden durch die Zytostatika vermehrt nur die erkrankten Zellen angegriffen – der eigentliche Sinn dieser Therapie.

Ayurveda eignet sich ebenso zur Herauslösung von jahrelang im Körper abgelagerten Giften. Mittels spezieller Kuren, die durch Ayurveda-Ärzte verordnet werden, reinigt sich der Körper von innen heraus. Die Giftstoffe werden dann vorwiegend über die Haut und den Magen-Darm-Trakt ausgeschieden.

Bei einer ganzheitlichen Krebstherapie werden häufig Enzympräparate eingesetzt, welche sich positiv auf das Immunsystem auswirken. Gerade Kurkuma, welches ein Bestandteil des Gewürzes Curry ist und daher nahezu jeder kennt, wird hier meistens besonders hervorgehoben.

Kurkuma

Kurkuma enthält Curcumin, welches nachweislich die Fähigkeit besitzt, Krebszellen in deren Wachstum einzudämmen. Daher wird Kurkuma bereits seit längerem als begleitende Medikation bei Strahlen- und Chemotherapien eingesetzt. Da insbesondere bei der Chemotherapie auch gesunde Zellen angegriffen werden, kommt die stärkende Wirkung von Curcumin gerade recht. Kurkuma stärkt die gesunden Körperzellen, indem es Lipidmoleküle an den Membranen anlagert. Dies anschaulich gesagt ist wie eine Verdickung der Stadtmauer. Je dicker die Mauer, desto widerstandsfähiger und schwerer einzunehmen.

Nicht nur diese positive Wirkung ist bei Krebs absolut unschlagbar, sondern auch die Wirkung auf die erkrankten, kanzerogenen Zellen. Dort werden durch Curcumin die Zellwände geschädigt, diese werden durchlässiger, Chemotherapie und Bestrahlung können gezielter wirken.

Trotz zahlreicher wissenschaftlicher Studien hat sich dieses Wissen bis jetzt noch nicht in der Schulmedizin durchgesetzt, was wiederum dazu führt, dass man davon keine Kenntnis erhält, wenn man sich nicht selbst informiert. Sicherlich gibt es bei dir in der Nähe einen Ayurveda-Arzt oder eine Naturheilpraxis, an die du dich bei Fragen rund um dieses Thema wenden kannst.

Zen-Meditation

Prinzipiell eignet sich jede Art der Meditation, Qigong, Achtsamkeitsübung etc., um zu sich selbst zu finden, tief verwurzelte Blockade aufzudecken und zu lösen.

Meditationen sind mehr, als stereotyp nur in irgendwelcher Position zu sitzen und stupide „OMMM" zu summen. Sie können massiv entspannen, einen Kraft tanken lassen und gerade bei der Zen-Meditation zählt einzig und allein das Hier und Jetzt. Gerade wenn man erkrankt, macht man sich um alles Mögliche Gedanken. Alles, was war (z.B. „Was habe ich nur falsch gemacht?", „Warum habe ich nicht eher einen Arzt aufgesucht?") oder was auch noch sein könnte (z.B. „Werde ich sterben müssen?", „Habe ich den Krebs an meine Kinder weitergegeben?"), schwirrt immer im Kopf herum. Wenn du dieses Chaos im Kopf kennst, wird dich die Zen-Meditation in die Gegenwart zurückholen. In den Moment, genau jetzt.

Die Zen-Meditation wird meistens als Zazen bezeichnet und ist das, was man sich im Allgemeinen unter einer klassischen Meditation vorstellt. Hierbei sitzt man mit geschlossenen Augen in einer bequemen und ruhigen Position. Vergiss die dabei als sehr unbequem geltenden Meditationssitze, wichtig ist, dass du bequem sitzt. Nur so kannst du völlig entspannen. Erscheint es dir als bequemer zu liegen, kannst du dich auch gerne hinlegen. Zur Stabilisation kannst du dich auch gerne an eine Zimmerwand setzen, meditiert wird eigentlich standardmäßig auf dem Boden frei sitzend. Jedoch ist es selbstverständlich auch kein Nachteil, wenn du lieber auf einem Stuhl meditierst. Solange es dir bequem erscheint, ist alles erlaubt. Es sind keine Hilfsmittel oder Vorkenntnisse nötig, um gut und gewinnbringend meditieren zu können. Hier kannst du jedoch auch wieder ganz nach deinen Bedürfnissen handeln – ein Kissen, eine Decke, eine Matte oder Ähnliches, alles ist erlaubt, nichts muss jedoch sein. Sportliche Höchstleistungen werden hier ebenfalls nicht abgefragt. Zu bequem sollte es jedoch auch nicht sein, einschlafen ist zwar auch entspannend, aber nicht der Meditation dienlich.

Atme am Anfang bewusst ein und aus, nimm deine Atmung wahr, schließe dabei deine Augen. Deine Hände liegen auf deinen Oberschenkeln. Wenn du möchtest, könntest du mit diesen ein Mantra, also eine bestimmte Haltung, bilden. Spüre durch deine Atmung tief in dich hinein. Schon alleine durch ein tiefes und bewusstes Ein- sowie Ausatmen werden deine Organe besser mit Sauerstoff und daher wertvoller Energie versorgt.

Konzentriere dich auf das Hier und Jetzt. Erscheint ein Gedanke vor deinem inneren Auge, der unbedingt erledigt werden muss, nimm diesen bewusst wahr und schiebe ihn auf später weiter. Jetzt geht es nur um den Moment.

Verharre in deiner Sitzposition, atme bewusst ein, lass deinen Atem fließen, solange du die Position einhalten kannst und solange du durch diese kleine Meditation Kraft und Ruhe erfährst. Gehe in deine geistige Innenwelt, so dass du im Außen nichts mehr wahrnimmst.

Solltest du diese Entspannungsübung für dich beenden wollen, kannst du diese ganz leicht verlassen. Atme noch einmal tief ein und aus, öffne deine Augen, recke und strecke dich und nimm deine Umgebung wieder ganz wahr. Spüre noch einmal den Hauch der Meditation.

Wichtig

Gerade zu Beginn einer Meditation ist es häufig das Schwierigste, überhaupt erst einmal still zu sitzen oder zu liegen. Gib dir hierfür Zeit, alles geschieht nach deinem Tempo, zu deinem Wohlbefinden.

Nicht jedem liegt das Meditieren. Probiere es einfach aus, sollte dir diese Entspannungstechnik nicht zusagen, ist es auch nicht schlimm. Sollte sie dir jedoch gefallen, kannst du unglaublich davon profitieren.

Wähle einen Wohlfühlort, um dich entspannen zu können. Gestalte diesen so, wie es dir gefällt. Behelfe dich mit Teppichen, Kissen, leiser Musik oder Räucherstäbchen.

Trage bequeme Kleidungsstücke (z. B. eine Jogginghose). Einschnürende Kleidung mag manchmal schick erscheinen, bequem ist jedoch etwas anderes. Wenn alles zwickt und kneift, kannst du dich weder entspannen noch konzentrieren. Eine Meditation wird damit unmöglich.

Nutze deine Atmung zur Entspannung. Indem du deinen Fokus ganz auf das Ein- und Ausatmen legst, werden deine Gedanken gedrosselt, dein Kopf wird frei. Du kannst deine Atemzüge zählen, um andere Gedanken zu unterdrücken.

Deine Hände können dir bei der Meditation eine wertvolle Hilfe sein, indem du mit ihnen ein Mantra bildest. Dabei kannst du beispielsweise Daumen und Zeigefinger leicht aneinanderdrücken. Spüre den sanften Druck in deinen Fingerspitzen.

Durchhalten ist die Devise jeder Meditation. Egal was passiert, versuche ruhig zu bleiben. Juckt es dich am Ohr, kitzelt es in der Nase oder schläft ein Bein ein? Versuche dies alles deutlich zu spüren und nimm die Empfindungen während der Meditationsübung ohne richtige Reaktion hin.

Beende deine Zen-Meditation auf eine sanfte Art, ohne schrill tönenden Wecker zu einer bestimmten Zeit. Nimm dir die Zeit, die du brauchst, egal wie lang oder wie kurz.

Die Zen-Meditation ist deshalb so effektiv, weil du dadurch lernen bzw. trainieren kannst, auch im Alltag gelassener zu bleiben. Durch eine höhere Geduld kannst du mit vielen Situationen souveräner umgehen und gerätst nicht so leicht in Panik oder Rage. Selbstbeherrschung ist etwas, was man lernen kann. Nach all den Ärzten und den teils unmöglichen Gesprächen weiß ich, wovon ich rede. Ein innerliches „Ommm" bewirkt meist mehr als ein Wutanfall …

Reiki

Cornelia erkannte relativ schnell, dass sie mentale Unterstützung brauchte – auf professioneller Ebene. Dies sind Hilfen, die kein noch so enger Angehöriger leisten kann. Sie fühlte sich bei ihrer Reiki-Meisterin und Mentaltrainerin sehr wohl. Meine Frau lernte durch die Sitzungen, mit ihrer Angst besser umzugehen. Angst gehört zu einer Krebserkrankung dazu, aber Angst lähmt, Angst behindert, Angst verhindert eine Heilung. Nur wer offensiv und mutig in den Kampf gegen den Krebs startet, hat gute Chancen, gestärkt und geheilt daraus hervorzugehen.

Soweit die Theorie. Leider hielt dieser Effekt meistens ausschließlich über die Therapiesitzungen. Zuhause konnte Cornelia nur wenig von dem neuen Wissen umsetzen, die Angst übernahm stetig die Macht. Vielleicht sollte man schon vorher erfahren in Reiki sein und sich nicht erst damit auseinandersetzen, wenn man davon profitieren muss.

Cornelia schaffte es nicht, ihre innere Ruhe zu finden, obwohl sie ausreichend gelernt hatte zu meditieren und so Ruhe und Kraft zu tanken. Im Alltag schien dies ein ziemlich auswegloses Unterfangen.

Trotz dieser Erfahrungen möchte ich dir Reiki gleichwohl nicht vorenthalten, weil viele krebskranke Menschen sehr davon profitieren, wie mir immer wieder in Gesprächen versichert wurde. Reiki kommt aus dem Japanischen und bedeutet so viel wie „geistige Lebensenergie“, also Kraft, die von innen kommt.

Hierbei soll durch das Auflegen der Hände Kraft vom gesunden Menschen zum kranken Menschen übergehen. Es wird mit den Energien des Menschen gearbeitet. Je sensibler man hierbei ist, desto mehr kann man davon profitieren. Reiki kann man auch bei sich selbst anwenden, mit etwas Übung ist dies durchaus möglich.

Wenn du dich für diese Methode interessierst, rate ich dir, eine Reiki-Meisterin oder einen Reiki-Meister aufzusuchen. Gerade zu Beginn benötigst du Hilfe, um mit dieser Methode langfristig gut zurechtzukommen.

Krebsdiäten

Spezielle Krebsdiäten können eine Krebserkrankung zwar nicht verhindern, jedoch ist durch zahlreiche Studien belegt worden, dass beispielsweise eine stark kohlenhydratreduzierte und fettreiche Ernährung das Wachstum von Krebszellen eindämmen kann – so die Theorie von denen, die solche Ernährungsformen anpreisen. Eine Krebsdiät solltest du jedoch immer mit deinem behandelnden Onkologen abstimmen. Unter Umständen kann eine Spezialdiät sehr belastend für deinen ganzen Organismus sein und genau das Gegenteil einer Besserung oder Unterstützung bedeuten.

Generell sollte, wie auch bei einem gesunden Menschen, eine ausgewogene und gesunde Ernährung angestrebt werden. Eine Diät sollte – gerade bei einer Krebserkrankung – auch keine Gewichtsreduktion bedeuten. Tumore sind sehr zehrend für den menschlichen Körper. Isst du jetzt noch kalorienreduziert, schwächst du dich zusätzlich, aber es sollte nicht so zuckerhaltig sein. Der Krebs ernährt sich mit durch den Zucker.

Halte daher lieber Abstand von speziellen Krebsdiäten. Eine Diät basiert immer auf einer einseitigen Ernährung, die unweigerlich mit einer Mangelsituation einhergeht. Es ist auch nicht empfehlenswert, immer wieder das Gleiche zu den Mahlzeiten zu essen, selbst wenn es sich nur um eine Handvoll Nüsse handeln würde.

Essen hat etwas mit Lebensfreude zu tun. Diese Lebensfreude, diesen Genuss solltest du dir nicht nehmen lassen durch eine Selbstbeschränkung. Krebs neigt dazu, dir das Essen und Trinken eh zu erschweren, den Geschmackssinn zu schwächen oder ganz zu nehmen. Iss und trink, was dir schmeckt und was dir guttut. Krebs lebt mit vom Zucker. Im Reagenzglas bietet Zucker Tumorzellen beste Wachstumsbedingungen: Krebszellen konsumieren viel Energie, weil sie sich oft teilen. Und weil Zucker sehr energiereich ist.

Nahrungsergänzungsmittel

Es gibt eine Fülle von Nahrungsergänzungsmitteln, die deinen Körper vor, während oder auch nach einer Krebsbehandlung mit dem beliefern, was er gerade braucht. Hierbei ist jedoch vorweg zu sagen, dass gerade diese Präparate beim behandelnden Arzt erwähnt werden müssen. Häufig ist es zwischen Nahrungsergänzungsmitteln und Standard-Medikamenten nicht ausgeschlossen, dass es zu unerwünschten Interaktionen kommen kann.

Vitamine, Mineralstoffe und andere wichtige Zusatzstoffe sind für einen gesunden Organismus von elementarer Bedeutung. Sie können die körpereigene Immunabwehr, und damit auch den körpereigenen Kampf gegen den Krebs, stärken. Sicherlich kannst du dir vorstellen, dass es gerade bei einem erkrankten Menschen nicht immer leicht ist, diese mit der Nahrung komplett zuzuführen. Dann können eventuell Nahrungsergänzungsmittel interessant werden - unter ärztlicher Beratung selbstverständlich. Nachfolgend stelle ich dir einige Stoffe vor, die nicht nur für einen krebskranken Menschen von äußerster Wichtigkeit sind. Ob und vor allem welche du mit Nahrungsergänzungsmitteln zu dir nehmen solltest, musst du jedoch zwingend mit einem Arzt abstimmen. Ein Alleingang könnte immer - auch ohne eine Krebserkrankung - fatale Auswirkungen haben. Schon alleine eine Überdosierung könnte häufig schlimmere Symptome nach sich ziehen als ein Mangel.

Vitamin C

Sicherlich kennst auch du Vitamin C, eines der wichtigsten Vitamine überhaupt. Doch hast du dich schon jemals mit dessen Wirkweise beschäftigt? Vitamin C stärkt die Zelle vor oxidativem Stress –, oxidativer Stress wird das genannt, was den menschlichen Zellen meist gefährlich wird. Dieser spezielle Stress entsteht, wenn der Körper gerade versucht, eine Entzündung zu bekämpfen. Vitamin C wirkt sich vor allem auf pulmonale Abläufe positiv aus, also auf Vorgänge, die die Lunge betreffen.

Dadurch kann Vitamin C dazu beitragen, einen Körper gesund zu erhalten oder auch bei einer Gesundung zu unterstützen. Deswegen kann es auch vielleicht bei dir sinnvoll erscheinen, Vitamin C zuzuführen. Wissenschaftler der University of Kanada untersuchten, inwieweit intravenöse Injektionen von hoch dosiertem Vitamin C als wirksame Waffe gegen Krebszellen eingesetzt werden können. Sie stellten dabei fest, dass hoch dosiertes

Vitamin C die bösartigen Zellen angreift und gleichzeitig das gesunde Gewebe unangetastet lässt. Auch Linus Pauling war derselben Meinung.

Oligomere Proanthocyanidine (OPC)

Diese Polyphenole, also sekundäre Pflanzenstoffe, werden aus den Kernen von Weintrauben gewonnen. OPC haben vorrangig zwei sehr gute Eigenschaften: Sie wirken entzündungshemmend und sind antioxidativ – sogar noch stärker als Vitamin C. Dadurch wird das Immunsystem insgesamt gestärkt, Autoimmunerkrankungen (z. B. Allergien wie Heuschnupfen oder auch Asthma) laufen deutlich geschwächter ab. Schon seit längerem sagt man OPC auch Eigenschaften nach, die krebsvorbeugender und antimikrobieller Natur sind.

OPC wirken meist stärkend für die Schleimhäute, worüber meistens Krankheitserreger aufgenommen werden. Dadurch haben viele Tröpfcheninfektionen (z. B. Influenza, Corona) weniger Chance, beim Betroffenen diese Erkrankungen auszulösen. Dies könnte sich auch bei dir unter Umständen als sinnvoll zeigen.

Organischer Schwefel (MSM)

Der menschliche Körper besteht zu einem kleinen Teil aus organischem Schwefel. Schwefel selbst stellt ein lebensnotwendiges Element für den Menschen dar. Liegt ein Schwefelmangel vor, was auch bei gesunden Menschen gar nicht mal so selten ist, können sehr diffuse Beschwerden auftreten. Diese können von leichten Gelenkschmerzen bis hin zu dauerhaften Autoimmunerkrankungen reichen, da Schwefel an nahezu allen biologischen Prozessen (z. B. Hormone, Enzyme, Aminosäuren) beteiligt ist.

Bei einem Schwefelmangel hat also der Körper mit sich selbst schon zu kämpfen. Kommt jetzt noch eine ernsthafte Erkrankung wie Krebs dazu, ist das Immunsystem nahezu wehrlos. Vielleicht erscheint auch bei dir eine Substitution von Schwefel als sinnvoll. Es gibt viele schwefelhaltige Lebensmittel wie z. B. Brokkoli, Knoblauch, Zwiebeln, Kohl. Brokkoli hat noch dazu einen hohen Anteil an Sulforaphan, dieser ist nach neusten Studien, die noch nicht abgeschlossen sind, sehr hilfreich.

Schwefel bildet ähnlich wie OPC eine Schleimhautverstärkung. Dadurch ist die natürliche Barriere über die Schleimhäute gestärkt und der Mensch widerstandsfähiger gegen eintretende Viren, Bakterien und andere Krankheitserreger.

Vitamin D

Dieses Vitamin ist für eine intakte Immunabwehr und gute Selbstheilungskräfte extrem wichtig. Es hemmt Infektionen und reguliert das Immunsystem. Ist dein Vitamin D-Spiegel zu niedrig, drohen ernsthafte Erkrankungen. Dies sind vor allem Atemwegserkrankungen allen Ausmaßes (von einer Lungenentzündung bis hin zu Tbc).

Vitamin D ist außerdem nötig für die Einlagerung von Calcium in den Knochen. Gerade Frauen haben mit höherem Lebensalter häufig ein Problem mit Osteoporose. Die Knochendichte nimmt ab, die Knochen werden spröde und brechen daher leichter. Jedes noch so kleine Problem kann bei einer Krebserkrankung verheerende Folgen haben. Daher ist auf einen ausreichenden Vitamin-D-Spiegel zu achten.

Auch hier solltest du mit einem Arzt besprechen, ob eine Substitution sinnvoll erscheint. Insbesondere über die Wintermonate.

Magnesium

Magnesium ist ein lebensnotwendiger Mineralstoff, der mit dem Essen zugeführt werden muss, da der Körper ihn selbst nicht herstellen kann. Kann er nicht mit der Nahrung in ausreichender Menge zugeführt werden, sollte man, sofern der Arzt es absegnet, Magnesium über dementsprechende Präparate zu sich nehmen.

Magnesium ist für vieles sehr wichtig: für einen gesunden Schlaf, für die Fähigkeit, sich konzentrieren zu können, für die Leistungen der Muskulatur, für die Funktion des Nervensystems und für die Bildung von Blut, um nur einige zu nennen. Kurzum, Magnesium ist für so ziemlich alles notwendig.

Ein Mangel an Magnesium betrifft ca. 40–50 % aller Bundesbürger. Dabei sind die Ursachen so vielfältig wie die Menschen selbst. Alkohol schwemmt beispielsweise das wertvolle Magnesium aus der Blutbahn, Verdauungsprobleme verhindern hingegen, dass Magnesium richtig aufgenommen werden kann. Liegt eine Unterversorgung vor, werden Entzündungen begünstigt. Bestehen wiederum Entzündungen, kann eine Gabe von Magnesium diese lindern.

Ohne Magnesium kann außerdem Vitamin D nicht vom Körper verstoffwechselt werden. Magnesium gilt auch als die heimliche Wunderwaffe bei Covid-19-Erkrankungen, da ein ausreichender Magnesiumhaushalt auch eine geschütztere Lungenfunktion bedeutet. In einer randomisierten, doppelblinden Studie Comepa mit 260 Patienten zeigte sich eine deutliche Verbesserung.

Vitamin K

Vitamin K gehört zu den fettlöslichen Vitaminen und ist eher ein unbekanntes, jedoch erscheint es nicht weniger wichtig. Vitamin K selbst wird in K1 (in grünem Gemüse wie Spinat, Brokkoli und Grünkohl enthalten) und K2 (aus tierischen und fermentierten Produkten) aufgedröselt. Beide haben dabei unterschiedliche Funktionen in unserem Körper.

Vitamin K1 ist vor allem für die Blutgerinnung zuständig, Vitamin K2 nicht nur für die Blutgerinnung, sondern auch für die Mineralisierung von Zähnen und Knochen wichtig. Weiterhin reduziert es die Ablagerung von Plaques in den Organen und Gefäßen und stärkt insgesamt die Organe und die Immunabwehr. Vitamin K dient der Prophylaxe von Herz-Kreislauf-Erkrankungen, Osteoporose und Arteriosklerose.

Vitamin K wirkt am besten in einer Verbindung mit Vitamin D. Ob beide Vitamine jedoch für dich als Nahrungsergänzungsmittel in Frage kommen, solltest du unbedingt ärztlich abklären lassen.

Selen

Selen wird in der Regel mit tierischen Produkten aufgenommen, weshalb Vegetarier hier deutlich öfter eine Unterversorgung aufweisen. Solltest du daher fleischlos essen, ist es vielleicht nicht schlecht, Selen über Nahrungsergänzungsmittel zuzuführen.

Bei einem Selenmangel kann es zu Problemen beim Haarwachstum kommen. Gerade bei oder auch nach einer Chemotherapie nicht gerade von Vorteil. Selen ist überdies wichtig für eine intakte Immunabwehr und für den Schutz der Zellen vor oxidativem Stress.

Selen ist jedoch auch nicht zu unterschätzen, was die Wirkungen bei einer Überdosierung betrifft. Gelenkschmerzen können sich einstellen, ebenso Magen-Darm-Probleme bis hin zu Seh- und Gedächtnisstörungen. Daher ist es immer besonders wichtig, nichts einzunehmen, was nicht vorher medizinisch abgeklärt und freigegeben wurde.

Folsäure

Folsäure ist ein wasserlösliches Vitamin, was uns Menschen besonders entgegenkommt, weil wir zu einem Großteil aus Wasser bestehen und ständig Wasser zuführen. Dadurch nehmen wir es besonders leicht auf. Folsäure kommt prinzipiell nicht in der Natur vor, sondern ist ein synthetisch hergestelltes B-Vitamin. Es unterstützt den menschlichen Körper bei der Neubildung von gesunden Körperzellen und hat positive Wirkungen auf den Stoffwechsel.

Besteht ein Folsäuremangel, können nicht ausreichend viele rote und weiße Blutzellen gebildet werden. Ein Blutmangel (Anämie) ist die Folge. Dieser Mangel kann auch erst durch eine Krebserkrankung entstehen.

Folsäure wird von vielen Medizinern mittlerweile oft standardmäßig bei vielerlei Erkrankungen verschrieben, da die positiven Wirkungen in viele Richtungen gehen. Sollte bei dir bisher eine solche Verordnung nicht vorliegen, kannst du selbstverständlich gerne deinen Arzt deswegen ansprechen. Eventuell ergibt es sogar Sinn, in deinem speziellen Fall keine Folsäure zuzuführen.

Warum gibt es keine ganzheitliche Krebsbehandlung?

Gute Frage. Meistens ist es eine reine Kostenfrage. Leider steht auch in der Medizin oft die Frage nach der Übernahme von Kosten im Raum und ist von sehr zentraler Bedeutung.

Bedauerlicherweise gilt auch bei Schulmedizinern erst einmal das Faktum, was man nicht kennt, mit dem behandelt mach nicht. Viele Jahrzehnte lang machte man sich keine oder nur kaum Gedanken um den Einfluss von psychischen Faktoren auf das körperliche Befinden. Eine ganzheitliche Behandlung ist auch eine Frage der Zeit und des Geldes. Viele Leistungen müssen privat bezahlt werden. Um bei jedem Patienten genau die Ursachen, Gründe, Wechselwirkungen oder andere sich beeinflussende Faktoren vollständig aufdecken zu können, benötigt es sehr viel Zeit, Zeit, die kaum einer hat oder sich nimmt und auch hier kommen die Kosten wieder zum Tragen. In den allermeisten Allgemeinkrankenhäusern gibt es zwar eine internistische und auch eine chirurgische Station, vielleicht sogar noch eine Gynäkologie sowie eine Onkologie. Der Betroffene kann also, wenn er eine Krebserkrankung aufweist, operiert und chemotherapeutisch etc. behandelt werden. Sollte es noch ganz gut laufen, kommt konsiliarisch einmal pro Woche ein Psychologe ins Haus, der aber auch immer wenig Zeit hat, weil er sehr viele Patienten abarbeiten muss. Vielleicht hat noch der eine oder andere Patient im Moment eine Untersuchung, Schmerzen oder ein Gespräch mit dem Arzt und daher findet der Termin mit dem Psychologen nur unzureichend oder auch gar nicht statt.

Meistens wird erst innerhalb einer Rehabilitationsmaßnahme eine intensive psychologische Begleitung angeboten – sofern die Kasse eine Reha genehmigt, was auch bei einer Krebserkrankung nicht zwingend der Fall ist.

Viele Köche verderben den Brei, so ein altes Sprichwort. Leider ist da wiederum auch etwas Wahres dran. Würden zu viele Meinungen bei einer Krebstherapie mitmischen, würde am Ende nicht die beste, sondern vermutlich die schlechteste Behandlung für den Patienten herauskommen.

Jeder muss daher selbst mit offenen Augen durchs Leben gehen, auch du! Am besten geht dies natürlich mit der Unterstützung von Menschen, die dich lieben. Egal was ist, bei großen Eingriffen (z. B. Operationen) und Therapien (z. B. Chemotherapie) kann es dir niemand verwehren, eine zweite Meinung einzuholen. Prinzipiell solltest du deinen Arzt über alles informieren, was du noch so nebenbei an Therapie und auch an Präparaten in Anspruch nimmst. Nicht, weil du dich rechtfertigen willst, sondern weil es durchaus auch bei homöopathischen Mitteln Wechselwirkungen mit anderen Medikamenten geben kann. Ferner würde ich auch wegen der Wechselwirkungen mit den Medikamenten über die Ernährung sprechen.

Höre dabei deinen Ärzten aufmerksam zu. Sicherlich werden einige nicht begeistert sein, wenn du dir auch abseits des schulmedizinischen Weges Hilfe und Unterstützung suchst. Ist jedoch ein Arzt wirklich daran interessiert, dass es dir gut geht, wird er dich ehrlich beraten und dir nur dann etwas ausreden wollen, wenn du dich damit ernsthaft gefährden könntest.

Viele Mediziner, die ein empathisches Empfinden ihren Patienten entgegenbringen und eben nicht nur Mensch für Mensch abfertigen, informieren sich auch regelmäßigen über anderweitige Behandlungsansätze und sind mit alternativen Therapeuten und Firmen bereits vernetzt. Viele Humanmediziner leben nicht mehr nach dem Motto „was ich nicht sehe, glaube ich nicht", sondern sind sich bewusst, dass das Zusammenspiel von Körper, Geist und Seele im menschlichen Körper noch so wenig erforscht ist, dass sehr wohl teils sehr abstrus anmutende Abläufe möglich sind.

Die Rolle des Immunsystems – für Gesundheit und Krankheit

Das Immunsystem des Menschen ist ein Mysterium. Trotz zahlreicher Forschung ist bis heute noch nicht alles vollständig aufgeklärt, jedoch erscheint einiges mittlerweile aufgeschlüsselt und nachvollziehbar.

Dein Immunsystem leistet täglich Unvorstellbares. Wie oft warst du in den letzten Jahren wirklich krank? Egal, wie hier deine Antwort ausfällt, ohne deine Immunabwehr wärst du heute definitiv nicht mehr am Leben, es hätte dich vermutlich sogar nie gegeben. Deine körpereigene Abwehr ist sozusagen das Bollwerk, welches deinen Körper vor allen schädlichen Einflüssen aus der Umwelt zu beschützen versucht. Meist gelingt dies auch. Nur in den Fällen, in denen der Eindringling zu mächtig war, weicht es erst einmal zurück, du wirst krank, nur um dann durch ein neu erstarktes Immunsystem wieder zu gesunden.

Der Aufbau des Immunsystems

Dein Abwehrsystem besteht aus 2 Ebenen:

Ebene 1 bilden spezialisierte Zellen, diese Ebene wird als Mikroebene bezeichnet.
Hierzu gehören unter anderem die Lymphfollikel der Schleimhäute, die Mandeln, der Blinddarm, die Lymphknoten und die Milz.

Ebene 2 besteht aus lymphatischen Organen, diese Ebene wird als Makroebene bezeichnet.

Hierzu gehören der Thymus und das Knochenmark; in diesen reifen spezielle Lymphozyten heran.
→ Diese beiden Ebenen funktionieren wie Zahnräder, die ineinandergreifen. Jede Ebene kümmert sich um die Erreger, auf die sie zuerst treffen; reicht diese Abwehr nicht aus, reagiert sofort die andere Ebene.
→ Das Immunsystem ist dafür da, Krankheiten zu verhindern und Gesundheit zu erhalten.

Die Erreger

Nicht nur Bakterien oder auch Viren können einen Menschen erkranken lassen, sondern auch Pilze, Allergene (Stoffe, auf die man allergisch reagiert) oder Parasiten.

Des Weiteren kommen noch Schadstoffe aus der Umwelt dazu, die einen Menschen ebenfalls erkranken lassen könnten. Diese muss das Immunsystem erkennen und neutralisieren können.

Außerdem gibt es immer wieder Zellen, die von selbst erkranken (z. B. wie bei einer Entstehung von Krebsgeschwüren), auch diese sollte die Immunabwehr erkennen und eliminieren.

Die Immunabwehr

Um den Körper gesund zu erhalten, startet dein Immunsystem meistens gewisse Standardprogramme, sobald sich krankmachende Erreger in deinem Körper befinden. Eine Immunreaktion setzt demnach erst ein, wenn diese Krankheitserreger deine mechanische Schutzbarriere überwinden und in deinen Körper eindringen. Zu diesen mechanischen Schutzmechanismen gehören beispielsweise der Säureschutzmantel der Haut, die Schleimhäute, die Haare in der Nase. Die Magensäure gehört jedoch, obwohl sie inneliegend ist, zu diesem mechanischen Bollwerk ebenfalls dazu, da es sich nicht verhindern lässt, auch mit der Nahrung Keime aufzunehmen. Durch die Säure im Magen werden diese meist unmittelbar abgetötet.

Um dich jedoch wirksam vor Krankheitserregern schützen zu können, ist es elementar, dass dein Körper den Unterschied zwischen körpereigenen und daher notwendigen bzw. körperfremden und daher zu löschenden Zellen erkennt. Die körperfremden Stoffe bezeichnet man im Fachjargon als Antigene, diese wiederum können dein Immunsystem aktivieren.

Werden körperfremde Zellen von deiner Immunabwehr erkannt, werden Abwehrprozesse eingeleitet.

Hierbei gibt es eine:

spezifische Abwehr (diese ist erworben) und eine
unspezifische Abwehr (diese ist angeboren).

Die spezifische Abwehr reagiert gezielt auf den Erreger und entwickelt ein Gedächtnis, um beim nächsten Kontakt schneller zu reagieren.
Die unspezifische Abwehr reagiert sofort auf Krankheitserreger.

Die **unspezifische Abwehr** wehrt die meisten Erreger im Allgemeinen ab. Hier kommen Phagozyten, sogenannte Fresszellen, ins Spiel (ähnlich wie beim PC-Spiel Pacman). Diese machen Krankheitserreger und Schadstoffe durch Phaygozytose unschädlich, sie fressen sie einfach auf. Einen weiteren unspezifischen Abwehrmechanismus stellen die Flüssigkeiten des Körpers, also Blut und Lymphe, dar. Dadurch kann eine Immunabwehr besonders schnell abgerufen werden, sie ist praktisch immer sofort einsatzbereit und immer an der richtigen Stelle. Bei jeder kleinen Verletzung, beispielsweise einem Schnitt, treten Krankheitserreger in den Körper ein. Diese können dann ganz gezielt bekämpft und teilweise zerstört werden. Durch dieses breite Wirkungsspektrum schränkt sich jedoch die unspezifische Abwehr selbst etwas ein, daher ist es nicht immer garantiert, dass die Ausbreitung von Krankheitserregern im menschlichen Körper auch verhindert werden kann.

Bei der **spezifischen Abwehr** handelt es sich um eine erworbene Abwehr, d. h., der Körper hat mit der Zeit gelernt, sich gegen bestimmte Krankheitserreger und Schadstoffe zu wehren. Daher muss bereits vorher damit schon ein Kontakt stattgefunden haben. Dabei ist es nicht immer notwendig, dass ein und derselbe Erreger eindringt, auch ähnliche oder sich verändernde Krankheitserreger werden erkannt und beseitigt. Im Thymus werden hierfür Lymphozyten entwickelt. T-Zellen (also T-Lymphozyten) steuern dabei eine gezielte Immunreaktion, B-Zellen (also B-Lymphozyten) reagieren auf die Oberflächenstruktur des Parasiten und stellen dadurch fest, um welchen Erreger es sich handelt. Funktioniert dieses Unterfangen, werden Plasmazellen gebildet, die genau diesen Antikörper in sich bergen (auf dieser Basis gründen auch viele Impfungen), und Gedächtniszellen erstellt. Dadurch können Krankheitserreger langfristig, im Optimalfall ein Leben lang, ohne beim Menschen irgendwelche Krankheitssymptome hervorzurufen, eliminiert werden.

Krankheit versus Immunsystem

Kommt es zu Störungen des Immunsystems oder ist dieses aufgrund einer schweren bestehenden Erkrankung geschwächt, haben natürlich Krankheitserreger ein leichteres Spiel.

Auch bei einem gesunden Menschen mit einem intakten Immunsystem kann jedoch eine Erkrankung ausbrechen, nämlich dann, wenn ein unbekannter Erreger in einer hohen Zahl auftritt und die Immunabwehr nicht mehr hinterherkommt. Zu wenig Schlaf schwächt bereits das Immunsystem, stellte ein

Forscherteam der Universitäten Tübingen und Lübeck fest. Nach bereits 3 Stunden weniger Schlaf zeigt sich eine verminderte Adhäsionsfähigkeit der T-Zellen, die eine Schlüsselfunktion für die Immunabwehr darstellt.

Impfungen

Mit Impfungen soll eine Immunität erreicht werden, also ein Geschütztsein vor einem bestimmten Erreger. So muss sich unser Immunsystem nicht mit etwas Neuem herumschlagen, eine Immunreaktion kann sofort einsetzen.

Aktive Impfungen erfolgen durch abgeschwächte, noch lebende Erreger (Antigene). Bei einer passiven Impfung hingegen erfolgt die Impfung mit einem Serum, welches bereits Antikörper gegen den jeweiligen Erreger enthält. Feiung ist der Prozess, bei dem Antikörper nach Erstkontakt mit einem Antigen ihre Bindungsstärke verbessern.

In manchen Fällen kann auch eine „Stille Feiung" das Prinzip einer Impfung übernehmen. Krankheitserreger dringen ein, die Immunabwehr läuft auf Hochtouren und man erkrankt nicht. Der Körper bildet jedoch trotzdem Gedächtniszellen, die später auch im Labor nachweisbar sind. Berühmtestes Beispiel für eine hohe Wahrscheinlichkeit einer stillen Feiung sind die Erreger der Windpocken.

Über ein Für oder Wider zum Impfen lässt sich bekanntlich streiten. Ich will hier auch gar keine Partei ergreifen, weil es jedem selbst überlassen ist. Jedoch muss man sich generell die Frage stellen: Was bringt mir eine Impfung, wenn ich gesund bin. Die daraus resultierende Antwort ist die richtige – egal, wie sie ausfällt.

Wie kann ich Blutwerte richtig verstehen?

Blutwerte sind ein sehr spezielles Thema. Wichtig ist hier vorab zu sagen, dass jedes Labor leicht veränderte Richtwerte hat, was meist an den verschiedensten Messinstrumenten liegt, jedoch keinen Einfluss auf deine Blutwerte hat. Dadurch kann es jedoch sein, dass du auf deinen ausgedruckten Laborbefunden unterschiedliche Parameter vorfindest.

Blutwerte sind Momentaufnahmen, ebenso wie ein Röntgenbild oder ein EKG. Die Außentemperatur, zu langes Stauen, der sehr lange Transport zum Labor, all dies kann deine Laborwerte beeinflussen. Trotzdem sollten sie generell in einem gesunden Normalbereich liegen, um auch gesund zu bleiben. Dabei macht es natürlich einen eklatanten Unterschied, ob du gerade krank oder gesund bist. Je nach Krankheitsbild können sich die Blutwerte stark verschieben. Eventuell sind sogar Werte außerhalb der Norm „gut", weil es der jeweiligen Erkrankung Linderung oder Stabilität verschafft. Kläre bitte deine Fragen mit deinem Hausarzt oder deinem behandelnden Onkologen. Sich hierbei Beistand und Hilfe im Internet zu erhoffen, ist ein müßiges und verzweifeltes Unterfangen.

Laborwerte sagen generell aus, ob ein Mensch gesund oder krank ist. Nahezu 66 % aller Diagnosen werden anhand von Blut-, Urin- oder Stuhlproben gestellt. Laborwerte sind ein objektives und relativ einfaches Mittel, auch schwer zu diagnostizierenden Erkrankungen auf die Spur zu kommen.

Mittlerweile können alleine fast 4000 verschiedene Werte anhand von Blutproben bestimmt werden.

Das Blutbild

Erythrozyten – rote Blutkörperchen

Deine Blutzellen bestehen zu einem Großteil aus roten Blutkörperchen (ca. 95 %). Diese transportieren den notwendigen Sauerstoff in alle Zellen deines Körpers. Ist die Menge an roten Blutkörperchen zu gering, ist daher der ganze Körper betroffen.

Leukozyten – weiße Blutkörperchen

Diese sind bei jedem Infekt, bei chronischem Stress oder auch bei Rauchern erhöht. Dies ist meist der erste Richtwert, wenn es um die Aufdeckung einer Entzündung oder Ähnlichem geht.

Eine Chemotherapie kann zu einem deutlichen Abfall der Leukozyten führen, was wiederum gefährlich werden kann, wenn „neue“ Krankheitserreger neben dem vorhandenen Krebs dazukommen.

Thrombozyten – Blutplättchen

Thrombozyten sind für die Blutgerinnung elementar wichtig. Fehlen diese, findet keine oder nur eine unzureichende Blutgerinnung statt. Daher ist die Wahrscheinlichkeit hoch, dass du bei der kleinsten Verletzung verbluten könntest.

Hast du jedoch zu viele Thrombozyten im Blut, könnten sich Blutplättchen aneinanderreihen und verkleben. Ein Klumpen, ein sogenannter „Thrombus“, könnte entstehen. Dieser wiederum könnte einen Schlaganfall, einen Herzinfarkt, eine Thrombose oder Lungenembolie verursachen.

Hämatokrit

Dieser Wert zeigt das Verhältnis von Blutzellen zu Blutplasma an. Dadurch wird bestimmt, wie dick (zähflüssig) dein Blut ist. Je dicker das Blut ist, desto belastender ist dies für das ganze Gefäßsystem. Außerdem muss das Herz mehr Kraft aufwenden, um das Blut durch den Körper zu pumpen zu können. Dieser Wert kann ein Indikator für eine Umstellung der Ernährung sein, falls es hier bereits Probleme gibt. Unter Umständen ergibt auch eine Blutverdünnung mittels Medikamenten Sinn, um Schäden am Herzen oder an den Gefäßen langfristig zu verhindern.

Hämoglobin – der Blutfarbstoff

Dieser Wert zeigt die Sauerstofftransportfähigkeit des Blutes an. Ist dieser sehr gering, ist der ganze Körper mit Sauerstoff unterversorgt. Du könntest hier über Schwindel, Blässe, Unwohlsein klagen. Der Hämoglobinspiegel ist häufig niedrig, wenn ein Eisenmangel vorliegt, dann wird zur schnellen Besserung meist zu einer Blutkonserve geraten. Liegt ein Vitamin B12-Mangel vor, wird dieses meist substituiert.

Die Blutfettwerte

Cholesterin

Entgegen der weitläufigen Meinung ist Cholesterin für unseren Körper enorm wichtig. Für die Hormonbildung und Zellbildung ist Cholesterin unabdingbar. Daher stellt dein Körper ca. 80 % des Cholesterins selbst in der Leber her.

LDL – das „schlechte Cholesterin“: Dieses kann sich an den Gefäßwänden ablagern, was wiederum zu einer Verstopfung führen könnte.
HDL – das „gute Cholesterin“: Dieses kann LDL von den Gefäßwänden beseitigen und zur Ausscheidung abtransportieren.
Triglyceride: Dieser Wert zeigt die Menge bestimmter Fette in deinem Blut auf. Ist dieser stark erhöht, giltst du als fettleibig, hast eine Fettleber oder eine Insulinresistenz. Hier kann eventuell ein Diabetes mellitus (Zuckerkrankheit) festgestellt werden.

CRP – C-Reaktives Protein

Das CRP stellt einen unspezifischen Entzündungsmarker dar, es sagt also nichts darüber aus, wo sich im Körper eine Entzündung befindet, sondern lediglich, dass eine vorliegt. Es steigt stark an, sobald ein bakterieller oder viraler Infekt vorliegt. Bei chronischen Entzündungen steigt das CRP nicht mehr so stark an, daher ist es meist ein Indikator für eine akute und nicht chronische Infektion.

HbA1c

Bei diesem Wert handelt es sich um das sogenannte Blutzuckergedächtnis, da es einen Durchschnittswert des Blutzuckers der letzten drei Monate ergibt. Ist dieser Wert erhöht, liegt ein Diabetes vor. Ist dieser im Normbereich, besteht kein Diabetes oder der Patient ist medikamentös gut eingestellt.

Tumormarker

Tumormarker sind Eiweißstoffe, die im Zusammenhang mit Krebserkrankungen stehen können, da sie entweder vom Tumor selbst oder vom Körper in einer hohen Dosis zur Bekämpfung des Tumors ausgeschüttet werden. Meistens handelt es sich hierbei um Hormone, Proteine oder Antigene. Tumormarker lassen sich nicht nur im Blut, sondern auch im Urin oder in Gewebeproben nachweisen.

Tumormarker können ein Anhaltspunkt für einen Krebs sein, müssen dies jedoch nicht. Selbst ein tumorfreier, gesunder Mensch kann im Labor Tumormarker zeigen. Der Marker Beta HCG kann eine Schwangerschaft anzeigen, aber auch ein Tumormarker sein. Beispielsweise können Entzündungen zu einer kurzfristigen Erhöhung der Tumormarker führen. Nicht jeder Tumor kann auch spezielle Tumormarker bilden.

Finden sich erhöhte Tumormarker im Blut, muss dies nicht unbedingt eine vorliegende Krebserkrankung bedeuten. Liegt keine Erhöhung vor, bedeutet dies jedoch auch nicht, dass man krebsfrei ist.

Daher sehen viele Mediziner von einem ständigen Bestimmen der Tumormarker ab, zudem diese auch nichts darüber aussagen, wo und in welchem Umfang sich im Körper Tumore befinden. In Kombination mit anderen Blutwerten kann man jedoch eine klare Tendenz feststellen.

Trauma – wenn Gedanken Seele und Körper krank machen

Jedes Trauma kann den Körper erkranken lassen. Bei Cornelia war dies der Tod ihrer Mutter, der den Stein ins Rollen brachte.

Die Psychosomatik beschäftigt sich schon seit längerem mit dem Zusammenhang von psychischen Problemen, welche körperliche Beschwerden verursachen.

Der Mensch stellt eine Einheit aus Körper, Geist und Seele dar. Daher gilt es grob fahrlässig zu behaupten, das eine hätte mit dem anderen nichts zu tun.

Stell dir nur einmal ganz simpel etwas vor:

Vor dir liegt eine reife, gelbe Zitrone. Du nimmst sie und beißt herzhaft hinein. Durch die Schale hindurch. Lass dieses Bild kurz auf dich wirken.

Was hast du gespürt? Die harte Schale? Den sauren Zitronensaft? Deinen Speichel, der im Mund zusammenfließt? Dein Gesicht, das sich wie von selbst zu einem angewiderten Ausdruck verzieht?

Warum das alles? Du hast es dir doch nur vorgestellt. Schon alleine diese Situation, dieses Bild vor Augen hat dich zu einer körperlichen Reaktion gebracht.

Dieses Verhalten lässt sich auf sehr viele Alltagssituationen ummünzen (z. B. Prüfungsstress, Angst vor dem nächsten Arzttermin). Das ist deshalb so, weil es unserem Gehirn egal ist, ob wir diese Situation gerade wirklich erleben oder sie uns einfach nur vorstellen. Zum anderen „kommuniziert" unsere Seele mit uns über innere Bildvorlagen. Je nachdem, was uns unsere Seele gerade erzählt, bekommen wir Kopfschmerzen, eine (im wahrsten Sinne des Wortes) volle Nase oder wir werden rot.

Ein körperliches Symptom nur körperlich zu behandeln mag daher zwar im ersten Moment einmal sinnvoll sein, da es die vorrangigen Probleme dämpft, jedoch kommen weder der Geist noch die Seele zum Tragen. Ein starker Husten könnte daher beispielsweise eine tiefe Verärgerung zum Grund haben (du möchtest jemandem etwas husten).

Bei Cornelia war es der Brustkrebs. Die rechte Brust, um genau zu sein. Ihr tat das Herz weh und buchstäblich wuchs der Brustkrebs daraus. Je mehr ich darüber nachdenke, desto bewusster wird mir dieser Zusammenhang.

Das Unterbewusstsein und seine Macht

Dein Unterbewusstsein filtert ca. 20.000.000 Informationen pro Sekunde (John Kappas Hypnotherapeut) heraus, keine Maschine der Welt arbeitet so effizient wie unser Unterbewusstsein. Hierzu gehören auch zahlreiche Regulationsmechanismen wie z. B. das regelmäßige Atmen, der Blutfluss und der Herzschlag. All diese Dinge – und noch viele mehr – laufen ohne ständigen Befehl ab, weil sie vom Unterbewusstsein gesteuert werden.

Unser Unterbewusstsein ist ca. 500.000 mal schneller als unser bewusster Verstand. Eine enorme Leistung, auch wenn man betrachtet, was man den ganzen Tag über an bewussten Handlungen durchführt. Diese bewussten Handlungen basieren auf ca. 0,01 % unserer gesamten Hirnleistung. Sehr beeindruckend, wie ich finde.

Alle Erfahrungen, Eindrücke, Szenen und Erinnerungen, die du je erlebt hast, sind im Unterbewusstsein gespeichert. 95 % deines Verhaltens und deiner Emotionen werden daher aus deinem Unterbewusstsein gesteuert. Lediglich 5 % entfallen dann auf unser Bewusstsein. Eigentlich ist doch damit alles klar, wir werden geformt ob unserer eigenen Geschichte. Wir meinen immer, die Macht über alles zu haben, die Macht unseres Denkens, unseres Handelns, unserer Worte. Selbst wenn diese bewusst getroffen werden, der Ursprung liegt auch hier im Unterbewusstsein.

Was aber nun, wenn hier ein massiver „Schaden“ vorliegt, wie bei Cornelia, die den Tod ihrer Mutter einfach nicht überwinden konnte? Muss dann nicht auch eine erfolgreiche Therapie genau hier ansetzen? Kann eine Therapie funktionieren, die das Unterbewusstsein ausklammert oder nur im Hier und Jetzt herumstochert? Ich denke, die Antwort lautet klar: Nein!

Ich weiß: Alles, was nicht greifbar erscheint, macht vielen von uns Angst. Unser Unterbewusstsein ist jedoch nichts, wovor wir Angst haben müssten. Es ist ein Schutzmechanismus, ein Automatismus, der einfach gelernt hat, wie man am besten mit der jeweiligen Situation umgeht. Lernen aus Erfahrung sozusagen.

Beispiel:
Du hast in vielen Wochen Fahrschule gelernt, wie man Auto fährt, wie die Verkehrsschilder zu lesen sind, was du beim Einparken beachten musst und so weiter. Wenn du jetzt jeden Tag den gleichen Weg zur Arbeit fährst, wird sich mit der Zeit eine gewisse Routine einstellen. Du musst nicht mehr bei jedem Schalten eine komplette Palette an Handlungsweisen bewusst abarbeiten, sondern du schaltest einfach, ganz unbewusst.

Sicherlich kennst du Situationen, in denen dir mitten auf dem Weg erst richtig bewusst wird, dass du auf dem Weg zur Arbeit bist. Das hat nichts mit einem unkonzentrierten Verhalten zu tun, sondern vielmehr mit erworbenen Automatismen.

Handlungen, die zu Gewohnheiten geworden sind, wandern daher ins Unterbewusstsein ab. Tritt nun eine Ausnahmesituation ein, wird uns dieses Handeln wieder bewusst (z. B. es rennt ein Passant bei roter Ampel über die Straße, du musst bremsen).

Ohne dein Unterbewusstsein wärst du nicht lebensfähig. Das Unterbewusstsein ist der Teil unseres Geistes, der automatisch und unbewusst arbeitet. Es beeinflusst Gedanken, Gefühle und Verhalten, ohne dass wir aktiv darüber nachdenken. Willst du dauerhafte Hilfe oder auch nur eine Ergründung, warum es dir derzeit schlecht geht, musst du dein Unterbewusstsein bewusst machen. Hierfür benötigst du jedoch fachlichen Beistand, z. B. durch einen Psychotherapeuten.

Suggestionen und Affirmationen – wirkungsvolle Helfer

Während unseres gemeinsamen Reha-Aufenthaltes lernten Cornelia und ich richtiges Meditieren. Dieses ist durch die Mithilfe von Suggestionen und Affirmationen durchaus beruhigend, energiebringend und wirkungsvoll in jeder Hinsicht. Ich wurde aktiv in die Therapie mit einbezogen, um meine Frau auch nach der wochenlangen Familientherapie unterstützen zu können – und auch um selbst gesund zu bleiben.

Suggestionen

Suggestionen sind manipulierte Gedanken. Deine Gedanken werden zielgerichtet manipuliert. Dabei soll die Manipulation jedoch nicht wahrgenommen werden. Meist geschieht die Vermittlung von Suggestionen in hypnose- oder tranceähnlichen Zuständen. Mit jeder durchgeführten Suggestion wird dabei dieser Zustand tiefer, das Gefühl in dir immer stärker angesprochen und dein Verstand gerät immer mehr in den Hintergrund.

Wie bei vielem startet man mit der Suggestion sehr leicht, also mit leicht umsetzbaren Handlungen. Hierzu gehört vor allem die Augenschwere. Meistens wird hier der Hypnotisant vom Hypnotiseur gebeten, schräg nach oben zu blicken. Dabei soll dann ein Punkt fixiert werden. Diese Augenhaltung führt ohnehin schon zu einer Augenschwere; kommt dann noch die zielführende Suggestion hinzu, dann ist die Wahrscheinlichkeit sehr hoch, dass die Augen wirklich als schwer und extrem müde empfunden werden.

Wird eine Suggestion abgelehnt, weil sich der Hypnotisant vielleicht nicht darauf einlassen möchte (empfindet diese Therapiesitzung als Humbug) oder einlassen kann (z. B. weil er gerade starke Schmerzen verspürt), bleibt die Wirkung der Suggestion aus, das Hypnoselevel flacht ab. Am besten ist es, die Einstellung und Bereitschaft des Patienten vorher zu klären. Auch du solltest dir vorher Gedanken machen, ob du dich auf so etwas einlassen kannst, es ausprobieren, deine eventuellen Bedenken offen äußern und die Sitzung abbrechen, wenn du dich unwohl fühlst.

Funktioniert die Suggestion, wird der Patient während der Suggestion immer wieder gefragt, wie er sich in dieser Situation fühlt (z. B. sind deine Augen schwer?). Gibt dabei der Hypnotisant an, seine geschlossenen Augen wären leicht, geht der Hypnotiseur diesen Weg mit (z. B. deine Augen sind federleicht). Bestätigt der Patient, dass die Augen schwer sind, geht hingegen der Hypnotiseur zum nächsten über (z. B. deine Arme werden ganz schwer). Nach und nach wird so eine gesamte Körperschwere erreicht. Beide haben sich auf die Suggestion eingelassen.

Suggestionen sollten nach Möglichkeit positiv formuliert werden. In manchen Fällen werden auch negative Suggestionen eingesetzt, wobei es dann gilt, dass NEIN oder NICHT besonders zu betonen (z. B.: Du hast keine Schmerzen mehr statt: Du bist schmerzfrei). Wichtig ist, dass dem Patienten immer mehr Zeit gelassen wird, die gewünschte Suggestion umzusetzen, da der Verstand immer weiter in den Hintergrund gedrängt wird.

Ist eine tiefe Hypnose erreicht, kann man ruhig einmal einige Minuten ohne Suggestion verbleiben, anschließend wird mit den Suggestionen in umgekehrter Reihenfolge wiederholt, um den hypnotisierten Gegenüber in das Hier und Jetzt zurückzuholen.

Cornelia und ich haben diese Methodik in unserer gemeinsamen Rehabilitationsmaßnahme gelernt und auch erfahren, wie es ist, diese bei uns gegenseitig anzuwenden. Nicht immer gelingt uns die Umsetzung dessen, was wir möchten, jedoch profitieren wir meistens.

Affirmationen

Affirmationen können dir helfen, deine Selbstheilungskräfte zu aktivieren, weil du sie direkt ansprichst. In jedem von uns steckt sein eigener kleiner innerer Arzt. Je qualitativ hochwertiger, positiver, bejahender deine Gedanken und Gefühle sind, desto gewinnbringender ist der daraus resultierende Effekt. Damit kann durch geistige Heilung eine körperliche Heilung eingeleitet werden. Affirmationen ersetzen jedoch nicht den Besuch beim Arzt. Dieser sollte deine Beschwerden auf jeden Fall abklären. Nur wenn eine Symbiose aus Schulmedizin und geistigen Heilungsansätzen besteht, kannst du wirklich gesund werden. Nimm Affirmationen als Begleittherapie wahr.

Affirmationen sind dabei nicht nur für kranke, sondern auch gesunde Menschen geeignet. Gerade in sehr anstrengenden, stressigen Situationen kannst du aus ihnen sehr viel Kraft tanken und dich geistig und körperlich gesund halten.

Affirmationen zeigen keine Wirkung, wenn sie nur einmal angewandt werden. Sie sollten einen festen Platz in deinem Leben und in deinem Tagesablauf erhalten. Hier kannst du dir selbstverständlich Hilfe holen, so wie wir dies auch getan haben. Affirmationen kann man alleine oder auch zu zweit bzw. in der Gruppe anwenden. Tu dies immer so, wie du dich damit am wohlsten fühlst.

Wann und wie du deine Affirmationen anwendest, ist dir überlassen. Dies kann direkt nach dem Aufstehen, auf dem Weg zur Arbeit oder zum Sport, aber auch zum Einschlafen sein. Affirmationen wirken immer im Unterbewusstsein. Dieses wird langsam auf Heilung umgeschaltet. Daher ist eine langfristige Anwendung nötig, um davon zu profitieren. Wichtig ist immer deine Geisteshaltung. Nicht dein jetziger Zustand, eventuell sogar deine Erkrankung, sollte im Fokus stehen, sondern vielmehr ein zukünftiger Zeitpunkt, an dem sich deine Affirmationen bewahrheitet haben. Sei davon überzeugt, dass dieser Tag mit all seinen Versprechungen eintreten wird. Dadurch wird dein aktueller Zustand akzeptiert, was der erste Schritt in die richtige Richtung – zur Heilung ist.

Unsere Umsetzung ist dabei ähnlich. Wir nutzen Affirmationen, um die negativen Gedanken im Unterbewusstsein zu verbessern. Meist tun wir dies irgendwie zusammen. Ich las Cornelia einen Affirmations-Text auf CD vor, untermalt mit sanfter, ruhiger Musik. Meine Frau bat ich dann, diese CD mit Entspannungsmusik und voll positiver Affirmationen täglich anzuhören. Um einen Effekt beobachten zu können, vereinbarten wir einen Zeitraum von 3 Wochen – 21 Tagen, in denen sie täglich die CD abspielte. Dadurch erhoffte ich mir eine langsame, aber dauerhafte Veränderung in ihrer Gedankenwelt. Immer wieder in die negative Seite zurückzufallen, tat Cornelia nicht gut. Etwas Beständiges musste her.

Den Text selbst unterteilte ich dabei in die verschiedensten Krankheitssymptome:

Für die Angst wählte ich: – „Ich liebe und akzeptiere mich und traue dem Prozess des Lebens und ich weiß, ich bin in Sicherheit."

Für die Probleme in der Brust: – „Ich bin wichtig. Ich sorge für mich und nähre mich mit Liebe und Freude."

Für die schlechte Verdauung: – „Mit Leichtigkeit kann ich alles aufnehmen und verdauen. Und ich lasse die Vergangenheit mit Freude los."

Für die depressive Haltung: – „Ich erhebe mich über die Ängste und Begrenzungen andere Leute. Ich erschaffe mein Leben mit Freude selbst."

Für die Frigidität: – „Es ist gut, dass ich Freude an meinem Körper habe. Ich liebe meinen ganzen Körper. Und ich liebe es eine Frau zu sein."

Für die Kopfschmerzen beziehungsweise die Migräne: – „Ich liebe und akzeptiere mich. Ich bin in Sicherheit. Ich betrachte mich und was ich tue mit den Augen der Liebe."

Für die Wirbelsäule: – „Ich lasse das Leben durch mich fließen. Ich bin willens zu leben. Alles ist gut. Das Leben unterstützt mich. Ich vertraue dem Prozess des Lebens; für alles, was ich brauche, ist immer gesorgt. Ich bin in Sicherheit. Liebevoll vergebe und löse ich alles Vergangene. Ich liebe und akzeptiere mich."

Cornelia tat, um was ich sie bat und tatsächlich, ihre Sicht auf die Dinge, auf ihre Probleme, änderte sich zusehends. Sie lernte, auf ihre Selbstheilungskräfte zu vertrauen, auf sich selbst, darauf, dass alles gut werden würde.

Dies ist eine extrem verblüffende geistige Technik, die dir einen Weg aufzeigen kann, wie man Probleme und Hürden aus seinem Leben entfernt und positive Dinge in sein Leben bringt bzw. diese verstärkt.

Geistige Technik

Eine weitere ebenso funktionierende geistige Technik möchte ich dir nun vorstellen, diese bedient sich auch der Wirkungsweise der Affirmationen.

Hierbei nimmst du ein Blatt Papier und schreibst in der Mitte des Blattes das entsprechende Problem beziehungsweise die entsprechende lästige Eigenschaft, die du endlich loslassen möchtest, dabei drehst du im Kreis rechts herum (im Uhrzeigersinn) den Kuli. Hierbei bist du fokussiert auf das Wort/die Eigenschaft, die in der Mitte des Blattes geschrieben steht. Du drehst den Kugelschreiber so lange um diese Wörter auf dem Blatt herum, bis du das Gefühl verloren hast. In der Regel tritt dieses Ereignis in relativ kurzer Zeit (ca. 3–5 Minuten) ein.

Beispielsweise: „Ich möchte keine schlechte Laune mehr haben."
Wenn du etwas Neues in dein Leben ziehen möchtest, also ein neues Gefühl oder eine Eigenschaft in dein Leben bringen willst, musst du diese Übung im Prinzip genau so machen. Hierbei lässt du den Kugelschreiber jedoch entgegen dem Uhrzeigersinn, also links herum, kreisen. Umkreise die Wörter in der Mitte so lange, bis du das Ereignis oder die Eigenschaft in dir aufsteigen spürst.

Beispielsweise: „Ich habe fortan bessere Laune."
Sei bei beiden Versionen entspannt, um diese Übung noch wirksamer machen zu können. Du findest sehr schnell den richtigen Rhythmus für deine Umdrehungen mit dem Kugelschreiber.

Selbstvertrauen

Dein Selbstvertrauen besteht aus den prägenden Erfahrungen, die du vorwiegend im Elternhaus gemacht hast. Diese Prägung findet im Unterbewusstsein statt.

Als kleines Kind glauben wir unseren Eltern alles, was diese sagen. Eltern sind für Kinder unfehlbar. Dabei sind die ersten sieben Lebensjahre die prägendsten für den Menschen überhaupt. Cornelia wuchs auf einem großen Bauernhof auf. Aufgrund der vielen Arbeit hatten ihre Eltern kaum Zeit für die Erziehung oder auch die Freizeitgestaltung. Cornelia wuchs daher eigentlich bei ihrer Großmutter auf.

Die Kindheitserlebnisse formen den Menschen, der wir dann sein möchten später. Da meine Schwiegereltern für ihre Tochter kaum Zeit hatten, entschied sich Cornelia ein sehr verschlossenes und liebes Kind zu werden, um die gemeinsamen Momente positiv zu gestalten. Nur so fand sie Beachtung, Liebe und Anerkennung. Sie stellte dabei ihre eigenen Bedürfnisse völlig zurück. So etwas wie ein Vertrauen in sich selbst konnte sie nie entwickeln, da sie sich immer abhängig vom Wohlwollen anderer sah. Es war ihre bewusste Entscheidung mit dem Ziel, die Anerkennung der Eltern zu erreichen. Diese stehen einem nur positiv gegenüber, wenn man sich nicht anstößig oder unartig verhält. Ein Sich-Ausprobieren, Grenzen ausloten und die eigene Persönlichkeit herausbilden schienen nicht gewollt und wurde daher nicht geformt.

So kann kein Kind Selbstvertrauen und Selbstbewusstsein bilden. Durch diese ständige Setzung von Grenzen – ob real oder selbst festgelegt – entstehen Angst und Unterwürfigkeit vor Autoritätspersonen.

Eine Besserung kam erst durch die Pubertät. Hier zeigte sich meine Schwiegermutter mehr als Freundin als als Mutter – dieses sehr innige Verhältnis, geprägt aus den alten Autoritätsmodellen und der tief verwurzelten Freundschaft, hielt bis zum Tod ihrer Mutter an. Meine Frau war geschockt, in ihrer Trauer gefangen. Daraufhin versuchte sie, diesen Halt bei ihrem Vater zu finden, mit dem sie auch erst in der Pubertät näher zusammenrückte. Eine gute Vater/ Tochterbeziehung entstand. Als mein Schwiegervater verstarb, war dieses große Loch wieder da. Der Inhalt ihres Lebens war ausgelöscht. Auch wenn meine Frau mit mir als ihren Mann damals schon jemanden an ihrer Seite hatte, auf den sie bedingungslos setzen konnte, zählte dies erst einmal nicht. Mit dem Tod meiner Schwiegereltern kamen die Erkrankungen. Die Brust wurde nach dem Tod meiner Schwiegermutter krank, die Wirbelsäule, die Stütze des Lebens, nach dem Tod meines Schwiegervaters. Dieses traumatische Ereignis ließ Metastasen in der Wirbelsäule wachsen. Das Hamsterrad von Therapien, Hoffnungen, Ängsten und all dem anderen drehte sich wieder.

Durch die erste Krebserkrankung hatte bereits unsere Beziehung gelitten, das kann ich offen zugeben. Kaum etwas kann einschneidender sein als eine lebensbedrohliche Erkrankung – abgesehen vom Tod eines Kindes vielleicht. Wir hatten 2008 die Krebstherapien miteinander durchgestanden, waren wir uns jedoch nicht sicher, diese Krankheit auch als Paar gemeinsam besiegen zu können. Also mussten wir beide umdenken, lernen mit dieser Krankheit umzugehen und einen Weg finden, am gleichen Strang zu ziehen. Als der Brustkrebs überstanden war, nahm sich Cornelia vor, das Leben mehr zu genießen. Sie entwickelte einen sehr starken Egoismus, mit dem ich wiederum nur schwer klarkam. Bei einem Seminar trat eine andere Frau in mein Leben. Als ich nach Hause kam, erzählte ich meiner Frau, dass unsere Beziehung so nicht weitergehen könne. Wir stritten und diskutierten, jeder warf dem anderen vor, nicht genug in der Beziehung für den anderen getan zu haben. Cornelia war mir im Laufe der Jahre so fremd geworden und doch vermisste ich sie sehr – eine Lücke, die keine andere je würde füllen können. Der Austausch von Zärtlichkeiten war von ihrer Seite kaum mehr gewünscht, trotzdem wollte ich lieber darauf verzichten, als ohne sie leben zu müssen. Irgendwie schafften wir es jedoch aus eigener Kraft und verliebten uns neu ineinander. Mit der Geburt unseres Sohnes wurden wir uns jedoch wieder fremd, meine Frau hatte eine neue Bezugsperson in ihrem Leben gefunden. Alles drehte sich nur noch um unseren Sohn. Cornelia entwickelte sich zu einer richtigen Glucke. Sie konnte jetzt nur noch schwer loslassen, Hobbys waren für sie kaum noch möglich. Zu groß war ihre Angst, diesen geliebten Menschen auch verlieren zu können. Meine Frau band sich erneut diesen Rucksack der Einschränkungen um und war doch mit allem überfordert.

Nach dem Tod ihrer Eltern war ihr Halt weggebrochen, meinen Halt wollte sie nicht und unser kleiner Sohn konnte meine Frau noch nicht halten. Sie fühlte sich alleingelassen und war sauer auf das Leben, trotz unseres gesunden Sohnes. Doch sie musste nun lernen loszulassen und ihre eigene Persönlichkeit zu entdecken und zu entwickeln. Hier half uns die gemeinsame Rehabilitationsmaßnahme unglaublich weiter. Gerade psychisch hat sich Cornelia in diesen Wochen extrem gefestigt. Sie entwickelte ein Gespür für sich und die Menschen um sie herum. Ich hatte meine Frau zurück und unser Sohn seine Mutter – voller Selbstvertrauen und Zuversicht.

Hypnose und Wellen – Heilung alternativ betrachtet

Nicht jeder ist von der Macht der Hypnose überzeugt. Sicherlich kennst auch du Reportagen, in denen ganze Publikumsgruppen auf der Bühne hypnotisiert werden und dann die unmöglichsten Sachen machen (z. B. gackern wie ein Huhn). Diese Show-Hypnose ist hier jedoch nicht gemeint.

Mittels Hypnose kann eine Veränderung im Unterbewusstsein herbeigeführt werden, von denen ein Mensch jahrelang oder im Optimalfall ein Leben lang profitieren kann. Durch eine gute Hypnose können Schmerzen gelindert und eine Heilung eingeleitet werden.

Mit Suggestionen und Affirmationen hast du bereits zwei sehr effektive Methoden aus dem Bereich der Hypnose kennengelernt. Sprich mit deinem Arzt über eine solche Sitzung. Auch Schulmediziner öffnen sich dieser Thematik immer mehr. Eine erfolgreiche Behandlung beim Zahnarzt wird häufig durch eine Hypnose erreicht, hier hat sich dieses Mittel bereits schon vor Jahren durchgesetzt. Keiner lacht mehr, keiner bezeichnet es mehr als Hokuspokus. Lass dich in Hypnose versetzen, lass deinen Körper Wellen schlagen, die Selbstheilungskräfte aktivieren und finde zu neuer Gesundheit und Stärke zurück.

Zahlreiche gute Hypnotiseure gibt es in der Bundesrepublik Deutschland. Sicherlich wirst du hier bald fündig. Zuhause eine Hypnose alleine (z. B. mittels CD) durchzuführen, gelingt dir jedoch erst nach etwas Übung. Finde deinen Weg zu deinen Selbstheilungskräften, denn sie wollen für dich arbeiten, das Kommando musst du jedoch geben.

Die Wahrnehmung und die Kraft, die sich darunter verbirgt

Krebs, Krebs, Krebs – ständig sah ich mich in meinem Leben mit diesem Thema konfrontiert. Nicht nur was meine Schwiegereltern betraf, hatte ich eine „Krebskarriere“ vorzuweisen. Meine Mutter bekam Oktober 2013 die Diagnose Darmkrebs. Dieser hatte bereits Metastasen in die Leber und in das Gehirn gestreut, eine Chemotherapie hätte ihr keine Verbesserung, keine Lebensverlängerung und schon gar keine Heilung bringen können. Wir als Familie versuchten alles, um ihr Immunsystem zu stärken, in der Hoffnung, dass man dann doch im Nachgang eine Chemotherapie beginnen könnte. Doch leider kam jede Hilfe zu spät, zu viele Organe waren von Metastasen befallen. Auch der Effekt der Immuntherapie blieb aus. Meine Mutter verstarb im April 2014. Bei all dem Leid muss ich sagen, dass ich zumindest froh bin, dass sie nicht länger leiden musste. Irgendwie hat der Tod auch etwas Tröstliches. Gerade dann, wenn man etwas wie Wiedergeburt oder ein Leben nach dem Tod glaubt – hier besteht eine unbändige Kraft in der Wahrnehmung.

Noch als meine Mutter lebte, wurde bei meinem Vater im Januar 2014 Speiseröhrenkrebs diagnostiziert. Mein Vater war immer ein „Macher“, immer aktiv, gestresst und ein absolut ehrgeiziger Unternehmer, der sich, die Familie und die Freizeit stets hintenanstellte, wenn es um das Geschäft ging. Er arbeitete sein ganzes Leben sehr hart für das, was er sich aufgebaut hatte. Heute würde ich behaupten, er hat sein ganzes Leben lang auch immer alles schlucken müssen. Unser Gejammer, wenn er einmal nicht nach Hause kam, diese stillen Vorwürfe, wieder einmal nicht bei einem Schulfest gewesen zu sein oder das Fußballspiel seines Sohnes verpasst zu haben – wobei ich hier nicht besonders gut war. Auch die Kunden machten es meinem Vater mit

Sicherheit nicht immer leicht. Eigentlich Belastungen, die mit keinem Geld der Welt aufzuwiegen waren. Vermutlich nahm er so jahrzehntelang alles hin und schluckte jeden Ärger hinunter, ohne an deren Ursache etwas zu ändern. Heraus kam der Speiseröhrenkrebs. Da mein Vater bereits einige Vorerkrankungen (z. B. Herzrhythmusstörungen) vorzuweisen hatte, konnte man ihn nicht operieren. Er war schlichtweg nicht narkosefähig, was mit anderen Worten so viel heißt wie: Hätten sie ihn operiert, wäre er vermutlich nicht mehr aufgewacht. Die Überlebensrate bei einem fortgeschrittenen Speiseröhrenkrebs für das nächste Jahr liegt bei etwa 20 %. Nicht gerade rosige Aussichten. Ohne Operation war relativ schnell klar, dass mein Vater keine lange Lebenserwartung mehr hatte.

In dieser Angst vor dem Sterben entwickelte mein Vater eine ganz eigene Beziehung zum Krebs. Er sagte stets zu seinem Tumor, dass auch dieser sterben würde, würde mein Vater nicht weiterleben dürfen. Für ihn war klar, es konnten beide leben oder beide sterben, der Tumor und er. Er war der Fahrer und der Tumor sein Beifahrer. Wichtig war nur, dass er lenkt. Ferner visualisierte mein Vater auch, dass irgendwelche Männchen bei ihm in der Speiseröhre den Tumor regelrecht wegstemmen würden. Durch diese positive mentale Haltung konnte er sein Leben weitere fünf Jahre verlängern. Er bekam natürlich während dieser Zeit eine Chemotherapie, die jedoch sehr leicht angelegt war. Letztendlich haben die Metastasen in der Leber und in der Lunge den Verlauf ungünstig beeinflusst. Er verstarb fünf Jahre später im Mai 2019. Irgendein Zusammenhang zwischen Körper, Geist und Seele besteht offensichtlich. Sein Immunsystem konnte er lange Zeit mit einem Chaga Pilz (ein Vitalpilz) und Reiki stabil halten.

Offensichtlich hat es schon was damit zu tun, wie die mentale Einstellung und die Wahrnehmung der ganzen Situation sind. Ferner erscheint es wichtig, dass die Sauerstoffversorgung in den Zellen vorhanden ist. Das Immunsystem sollte je nach Bedarf mit Vitaminen und Mineralien, eventuell aus Nahrungsergänzungsmitteln, gestärkt werden. Mein Vater hat sehr wenig Kohlenhydrate gegessen, dadurch war sein Magen basisch und nicht sauer. Regelmäßige Entschlackungs- und Entgiftungskuren taten ihm sehr gut, er fand Energie und Kraft darin, weil viele Giftstoffe ausgeschieden wurden. Leider nicht der Krebs. So wie man die Erkrankung wahrnimmt, so kann man mit ihr leben – das habe ich von meinem Vater gelernt und dafür werde ich ihm ein Leben lang dankbar sein.

Reinkarnationstherapie

Unter Reinkarnation versteht man das Weiterleben der Seele nach dem Tod. Dieses Denken hat bereits seit Jahrhunderten einen festen Platz im Hinduismus und Buddhismus. Wenn die Zeit gekommen ist, sucht diese Seele einen neuen Körper und wird wiedergeboren. Seit mehr als 50 Jahren wird im Bereich der Reinkarnation geforscht. Die wichtigsten und bekanntesten Vertreter sind hierbei Doktor Stevenson, Trutz Hardo und Dr. med Raymond A. Moody. Dieser veröffentlichte zahlreiche wissenschaftliche Artikel und Bücher, unter anderem eines zu den Thema Wiedergeburt von Seelen. Darin beschreibt er, wie Kinder, die er hypnotisiert hatte, aus ihren früheren Leben berichteten.

Die berühmteste europäische Vertreterin ist vermutlich die schweizerische Psychiaterin Elisabeth Kübler-Ross, welche sich mit dem Tod und allem, was damit einhergeht, beschäftigt. Dabei geht es auch um den Umgang mit den sterbenden Menschen, mit der Trauer, die dem Sterben und dem Tod folgt. Auch die gesamte Trauerarbeit ist für sie von extremer Wichtigkeit ebenso wie Nahtoderfahrungen, die Menschen beispielsweise bei Unfällen machen. Von ihr gehen die fünf Phasen des Sterbens aus. Laut Kübler-Ross (Elisabeth Kübler-Ross 1969 Leben und Sterben) durchläuft jeder Sterbende mehr oder weniger diese Phasen:

Nicht-wahrhaben-wollen (Leugnung der Krankheit),
Zorn (Neid auf Menschen, die gesund sind und weiterleben dürfen),
Verhandeln (z. B. mit Gott, um Gesundheit und Weiterleben zu bekommen),
Depression/Leid (gehen häufig nahtlos ineinander über),
Annahme (der Tod wird als unausweichlich akzeptiert).

In unserer Ehe gab es jahrelang Ups und Downs. Keiner von uns beiden konnte manchmal genau sagen, woran es lag. Meine Frau wollte herausfinden, ob ihre Krankheit eventuell etwas mit einem vergangenen Leben zu tun hatte. Sie suchte sich im Internet eine Reinkarnationstherapeutin heraus und machte bei dieser einen Termin. Bei der Rückführung stellte sich dann heraus, dass ich mit meiner Frau bereits in einem vergangenen Leben verheiratet war. In diesem früheren Leben machte ich als Mann meiner Frau das Leben sehr schwer. Vielleicht war dies ganz tief verborgen in ihr, vermutlich saß dieser Stachel so tief, dass es auch unser jetziges Leben beeinflusste. Uns hat daher die Reinkarnationstherapie sehr geholfen, an unserer Ehe zu arbeiten. Ohne diese Sitzung wären wir heute mit Sicherheit nicht mehr zusammen.

Anscheinend waren wir auch in einem anderen Leben verheiratet und ich hab meine Frau damals nicht gut behandelt. Dies stellte sich bei einer Reinkarnationstherapie heraus.

Visualisierung nach Simonton

Die Simonton-Methode ist ein Zusammenschluss aus einem Beratungs- und Begleitprogramm, welches extra für Tumorpatienten entwickelt wurde. Diese Methode beinhaltet Teile der kognitiven Verhaltenstherapie (Glaubenssätze), geführte Phantasiereisen, Entspannungsübungen, die vor allem auf der eigenen Achtsamkeit basieren, und Meditationen.

Bei der Methode nach Simonton geht es vor allem um die innere Einstellung. Alle Emotionen, Glaubenssätze und auch der Lebensstil beeinflussen eine Tumorerkrankung maßgeblich. Bei den geführten Traumreisen arbeiten die Tumorerkrankten mit inneren Bildern von ihrem betroffenen Körper. Es basiert auf Mentaltraining bzw. auf das Visualisieren von Bildern. Positive Bilder erzeugen, z. B. weiße Blutkörperchen bekämpfen Krebszellen. Sich vorstellen, wie Gesundheit, Heilung, Stärke im Körper wachsen. Mein Vater hat auch so sich mehr Lebenserwartung verschafft, als je jemand zu hoffen gewagt hatte.

So etwas gibt es auch für zuhause, mittels CD. Von diesen geführten Phantasiereisen kannst du unglaublich profitieren.Meist reist man an seinen Lieblingsort und kommt so zur Ruhe. Diese Reise bewirkt alleine eine wohltuende Entspannung. Hier kannst du deinen inneren Akku wieder aufladen, Kraft und Energie tanken. Es stellt sich eine massive Entschleunigung ein, was wiederum sehr wichtig ist, da man sich bei einer Krebserkrankung von Termin zu Termin getrieben fühlt.

Das Visualisieren ist eine sehr positive Situation. Hier stellst du dir vor, wie dein Immunsystem frisch und stark gegen den bösen Krebs kämpft. Dieses kriegsähnliche Szenario lässt dich spüren, wie der Krebs schrumpft, was dir wiederum enorm guttut.

Vielleicht kennst du mentales Training bereits aus dem Sport. Gerade bei der Vorbereitung auf einen Wettkampf

(z. B. Marathon) nimmt immer wieder unser innerer Schweinehund eine Sprechrolle ein. An diesen Punkt kommst du vielleicht bei der Visualisierung auch einmal, die du übrigens mindestens einmal täglich, besser wären dreimal, durchführen solltest. Wie im Sport solltest du dir dann auch immer wieder die Frage nach dem „Warum mache ich das" erneut beantworten. So hältst du durch und kannst alle positiven Nutzen dieser Methode für dich ausschöpfen. Du hast ein Ziel, worauf du hinarbeitest und dein Körper wird diesen Weg mit dir gehen.

Die Einsicht als Dreh- und Angelpunkt

Cornelia suchte eine Wahrsagerin auf, immer auf der Suche nach dem Grund ihrer Erkrankung. Über den Zweck und Nutzen dieses Besuches lässt sich wie immer streiten, ich weiß, dass du vielleicht jetzt davon ausgehen musst, hier wollte jemand durch das Leid meiner Frau einfach nur Geld verdienen.

Ob die Wahrsagerin meiner Frau wirklich weitergeholfen hat, sei jetzt erst einmal dahingestellt. Fakt ist, in dieser Sitzung hatte Cornelia eine Eingebung, sozusagen eine Erleuchtung. Einzig und allein die Frage nach dem WARUM bestimmte diese Sitzung. Warum war Cornelia trotz regelmäßiger Walking-Einheiten und gesunder Ernährung so schwer erkrankt? Während diese Frage den ganzen Raum erfüllte, erblickte Cornelia rechts neben der Schulter der Wahrsagerin ihre Mutter. Im Gespräch mit der Wahrsagerin machte diese meiner Frau klar, dass sie aufgrund ihres gebrochenen Herzens durch den Tod der Mutter so schwer erkrankt war. All die unterdrückte Trauer, die stillen Tränen, das offensichtliche Leid hatten tief in meiner Frau geschlummert und schließlich diesen Tumor wachsen lassen, der ihr fast das Leben gekostet hätte. Solltest du jetzt zu den Menschen gehören, die an ein Leben nach dem Tod glauben, hätte dieses wiederum etwas Tröstendes, Mutter und Tochter wären im Tode vereint. Solange man aber noch am Leben hängt, stellt das Sterben einfach keine Option dar. Ihre Mutter musste warten, Cornelia war noch nicht fertig mit ihrem irdischen Dasein.

Hier fand ein Umdenken statt. Der Krebs musste besiegt werden, gleichzeitig jedoch galt es, endlich die Trauer zu bewältigen. Daher hat Cornelia so viel ausprobiert, hat mit Ärzten verhandelt, zweite Meinungen eingeholt, ist neue und vielleicht teilweise etwas unorthodoxe Wege gegangen. Heute weiß ich, der Termin bei der Wahrsagerin hat unser aller Leben positiv verändert – ob das nun der Wahrsagerin zu verdanken ist oder nicht, kann jeder für sich selbst entscheiden.

Ernährung

Ketogene Ernährung

Die ketogene Ernährung wird zunehmend als unterstützende Maßnahme in der Krebstherapie untersucht. Diese Ernährungsweise setzt auf einen sehr niedrigen Kohlenhydratanteil, dafür auf hohe Mengen an Fetten und moderate Proteinzufuhr. Ziel ist es, den Körper in den Zustand der Ketose zu versetzen, bei dem er Fette statt Glukose als Hauptenergiequelle nutzt.

Grundlagen der ketogenen Ernährung:

Weniger Kohlenhydrate: Maximal 20–50 Gramm pro Tag.
Hoher Fettanteil: Etwa 70–80 % der täglichen Kalorien aus gesunden Fetten.
Moderates Protein: 10–20 % der Kalorien aus Eiweißquellen.
Typische Nahrungsmittel:
Gesunde Fette: Avocados, Olivenöl, Kokosöl, Nüsse, Butter.
Proteine: Fleisch, Fisch, Eier, Milchprodukte.
Gemüse: Vor allem kohlenhydratarme Sorten wie Blattgemüse, Brokkoli und Zucchini.

Warum wird die ketogene Ernährung bei Krebs diskutiert?

Glukoseabhängigkeit von Tumorzellen: Viele Krebszellen nutzen vor allem Glukose (Zucker) als Energiequelle. In der Ketose erhält der Körper jedoch Energie aus Ketonkörpern, die Tumorzellen weniger effizient verwerten können.

Reduktion von Insulin und IGF-1: Insulin und Insulin-ähnlicher Wachstumsfaktor (IGF-1) fördern das Tumorwachstum. Eine ketogene Ernährung senkt deren Spiegel im Blut.
Entzündungshemmende Wirkung: Ketonkörper haben möglicherweise entzündungshemmende Effekte, was bei der Tumorbekämpfung hilfreich sein kann.

Studienlage zur ketogenen Ernährung bei Krebs:

Positive Hinweise: Einige Tierstudien und kleine Humanstudien deuten darauf hin, dass eine ketogene Ernährung das Tumorwachstum verlangsamen oder die Wirkung von Chemo- und Strahlentherapie unterstützen könnte.
Limitierte Evidenz: Größere, kontrollierte Studien fehlen bisher. Die ketogene Ernährung gilt daher nicht als Standardtherapie, sondern als mögliche ergänzende Maßnahme.

Vorteile der ketogenen Ernährung für Krebspatienten:

Gewichtsmanagement: Hilft, Muskelmasse zu erhalten und ungewolltem Gewichtsverlust (Kachexie) entgegenzuwirken.
Weniger Nebenwirkungen: Einige Patienten berichten von weniger Müdigkeit und besserem Energielevel.
Verbesserte Insulinempfindlichkeit: Kann den Stoffwechsel stabilisieren.

Risiken und Herausforderungen:

Nährstoffmangel: Einseitige Ernährung kann zu Defiziten führen (z. B. Ballaststoffe, Vitamine).
Keto-Grippe: In den ersten Tagen kann es zu Symptomen wie Kopfschmerzen, Müdigkeit und Übelkeit kommen.

Nicht für alle geeignet: Patienten mit bestimmten Stoffwechselstörungen oder Leber- und Nierenerkrankungen sollten vorsichtig sein.

Wichtige Hinweise:
Ärztliche Begleitung: Eine ketogene Ernährung sollte nur unter Anleitung eines Arztes oder Ernährungsberaters erfolgen, besonders bei Krebspatienten.
Individualisierung: Die Ernährung muss an die Bedürfnisse des Patienten angepasst werden, um Unterernährung oder andere Risiken zu vermeiden.

Grundprinzipien der basischen Ernährung:

Die basische Ernährung konzentriert sich auf Lebensmittel, die den Körper „alkalisch" machen (also den pH-Wert erhöhen), und die Reduzierung von „sauren" Lebensmitteln, die den pH-Wert im Körper senken könnten. Dabei geht es nicht um den pH-Wert des Blutes direkt, sondern um das mikroskopische Gleichgewicht der Gewebe und Zellumgebungen.

Basische Lebensmittel:
Obst und Gemüse, vor allem grünes Blattgemüse, Avocados, Zucchini, Brokkoli, Gurken, Paprika.
Nüsse, Samen und Hülsenfrüchte.
Vollkornprodukte in Maßen.
Kräuter wie Petersilie, Basilikum und Ingwer.

Saure Lebensmittel (reduzieren):
Fleisch und Wurstwaren.
Milchprodukte und Käse.
Zucker, Weißmehl und Fertigprodukte.
Alkohol und Koffein.

Warum wird basische Ernährung bei Krebs diskutiert?

Die Theorie hinter der basischen Ernährung bei Krebs beruht auf der Vorstellung, dass Tumorzellen ein saures Umfeld bevorzugen, um zu wachsen und sich zu vermehren. Es wird angenommen, dass eine basische Ernährung helfen könnte, das Wachstum von Tumoren zu verlangsamen oder zu stoppen. Otto Warburg beobachtete, dass Krebszellen vermehrt Glukose anaerob zu Milchsäure abbauen, selbst in Gegenwart von Sauerstoff. Hier sind einige der Argumente, die in der Forschung und Ernährungspraxis genannt werden:

1. Säure-Basen-Gleichgewicht im Körper:
Der Körper reguliert den pH-Wert sehr präzise, insbesondere im Blut. Ein hoher Konsum von sauren Lebensmitteln (wie Fleisch, Zucker und verarbeiteten Lebensmitteln) kann den Körper belasten und das Säure-Basen-Gleichgewicht stören. Ein basischer pH-Wert wird als gesundheitsfördernd angesehen.

2. Entzündungen und freie Radikale:
Eine basische Ernährung könnte helfen, entzündliche Prozesse zu reduzieren, die häufig mit Krebs und anderen chronischen Erkrankungen in Verbindung stehen. Viele basische Lebensmittel, insbesondere Obst und Gemüse, enthalten Antioxidantien, die freie Radikale neutralisieren können.

3. Wohlbefinden und Lebensqualität:
Viele Krebspatienten berichten von einer verbesserten Lebensqualität und weniger Nebenwirkungen von Therapien, wenn sie sich basisch ernähren. Dies kann durch eine bessere Nährstoffaufnahme, mehr Energie und eine reduzierte Belastung des Verdauungssystems erreicht werden.

Wissenschaftliche Perspektive zur basischen Ernährung bei Krebs

Direkte Wirkung auf Krebszellen: Die wissenschaftlichen Beweise für die direkte Wirkung einer basischen Ernährung auf das Krebswachstum sind begrenzt. Tumorzellen haben einen anderen Stoffwechsel als normale Zellen und benötigen möglicherweise einen höheren Säuregehalt, um zu gedeihen. Die Ernährung kann jedoch das allgemeine Wohlbefinden des Patienten verbessern, was zu einer besseren Unterstützung der traditionellen Krebstherapien wie Chemotherapie und Strahlentherapie führen kann.

Indirekte Effekte: Die basische Ernährung könnte indirekt hilfreich sein, indem sie das Immunsystem stärkt, Entzündungen verringert und das allgemeine Gesundheitsniveau des Körpers verbessert, was für die Heilung und die Bekämpfung von Krebs wichtig ist.

Wissenschaftliche Skepsis: Es gibt keine ausreichenden wissenschaftlichen Beweise, die belegen, dass eine basische Ernährung Krebs direkt heilen oder verhindern kann. Daher wird sie nicht als alleinige Behandlung empfohlen, sondern eher als ergänzende Maßnahme zur Unterstützung einer gesunden Lebensweise und Krebsbehandlung.

Vorteile der basischen Ernährung bei Krebspatienten

Förderung der allgemeinen Gesundheit: Eine basische Ernährung ist reich an Nährstoffen, die für das Immunsystem wichtig sind, wie Vitamine, Mineralien, Ballaststoffe und Antioxidantien.

Reduktion von Entzündungen: Viele entzündungsfördernde Lebensmittel werden durch basische Alternativen ersetzt.

Verbesserung des Verdauungssystems: Basische Lebensmittel unterstützen eine gesunde Verdauung und können helfen, die

Nebenwirkungen von Krebsbehandlungen (z. B. durch Chemotherapie verursachte Übelkeit) zu lindern.

Kritik und Herausforderungen

Keine wissenschaftlichen Beweise für Heilung: Es gibt keine ausreichenden wissenschaftlichen Belege dafür, dass eine basische Ernährung alleine Krebs heilen oder das Tumorwachstum signifikant stoppen kann.
Schwierige Umstellung: Eine vollständige Umstellung auf eine basische Ernährung kann herausfordernd sein, besonders wenn man gewohnte Ernährungsweisen ändern muss.
Nährstoffmangel: Bei einer zu strikten Umsetzung der basischen Ernährung könnte es zu Mängeln an gewissen Nährstoffen kommen, die für den Körper wichtig sind, wie z. B. Proteine und bestimmte Vitamine.

Empfohlene Vorgehensweise

Wenn Sie eine basische Ernährung in Erwägung ziehen, sprechen Sie unbedingt mit Ihrem Arzt oder einem Ernährungsberater, der auf Krebsernährung spezialisiert ist. Es ist wichtig, dass Ihre Ernährung alle notwendigen Nährstoffe enthält, um Ihr Immunsystem zu unterstützen und Nebenwirkungen von Behandlungen zu minimieren.

Hyperthermie bei Krebs

Hyperthermie bei Krebs ist eine Behandlungsmethode, bei der Körpergewebe gezielt erhitzt wird, um Krebszellen zu schädigen oder ihre Empfindlichkeit gegenüber anderen Therapien wie Strahlen- oder Chemotherapie zu erhöhen. Die Methode basiert auf der Beobachtung, dass Krebszellen empfindlicher auf Wärme reagieren als gesunde Zellen.

Arten der Hyperthermie

1. Lokale Hyperthermie:
Hierbei wird nur ein kleiner Bereich des Körpers erhitzt.
Anwendungsbeispiele: Tumore in Brust, Blase oder Gehirn.
Verfahren: Hochfrequenzwellen, Mikrowellen oder Ultraschall.

2. Regionale Hyperthermie:
Ein ganzer Körperbereich, z. B. ein Arm, Bein oder ein Organ, wird erhitzt.
Methode: Erwärmung von Blut, das durch den betroffenen Bereich gepumpt wird.

3. Ganzkörperhyperthermie:
Der gesamte Körper wird auf 39–42 °C erhitzt, um systemische Effekte zu erzielen.
Dies wird oft bei metastasierenden Tumoren eingesetzt.
Verfahren: Spezielle Wärmekammern oder heiße Bäder.

Wirkmechanismen

Direkte Schädigung von Krebszellen: Wärme kann Proteine und Zellstrukturen von Tumorzellen denaturieren und zerstören.
Verbesserte Durchblutung: Erhöhte Durchblutung fördert den Sauerstofftransport, wodurch die Strahlenempfindlichkeit von Tumoren steigt.
Verstärkung des Immunsystems: Wärme kann immunstimulierende Effekte haben und Tumorantigene besser präsentieren.
Synergie mit Strahlen- und Chemotherapie: Durch die Kombination mit anderen Therapien wird die Wirksamkeit gesteigert, da Krebszellen geschwächt werden.

Indikationen

Häufig eingesetzt bei Weichteilsarkomen, Hirntumoren, Brustkrebs, Blasenkrebs, Magenkrebs und Leberkrebs.
Besonders sinnvoll bei lokal fortgeschrittenen oder rezidivierenden Tumoren.

Nebenwirkungen:
Lokale Beschwerden wie Hautrötung, Schwellung oder Schmerzen.
Allgemeine Nebenwirkungen bei Ganzkörperhyperthermie wie Müdigkeit, Übelkeit und Kreislaufbelastung.

Studienlage:
Es gibt eine Vielzahl von Studien, die die Wirksamkeit der Hyperthermie in Kombination mit anderen Krebstherapien belegen, insbesondere bei bestimmten Tumorarten. Eine Studie von PubMed aus dem Jahr 2016 zeigt eine längere Überlebenszeit bei Hyperthemie. Dennoch bleibt sie oft eine ergänzende Therapie.

Die Kryotherapie

Die Kryotherapie eignet sich vor allem für Patienten, bei denen chirurgische Eingriffe zu risikoreich sind oder wenn der Tumor schwer zugänglich ist. Sie wird oft auch bei Rezidiven eingesetzt.

Funktionsweise der Kryotherapie:

1. **Einführung einer Sonde:** Eine spezielle Sonde (Kryosonde) wird unter Bildgebungskontrolle (z. B. Ultraschall, CT oder MRT) in den Tumor eingeführt.

2. **Abkühlung:** Flüssiger Stickstoff oder Argongas kühlt die Spitze der Sonde auf Temperaturen von etwa -40 °C bis -70 °C ab.

3. **Zellzerstörung:** Die extreme Kälte verursacht die Bildung von Eiskristallen innerhalb der Krebszellen, was zu einem Zellzerfall (Nekrose) führt.

4. **Wiederholung:** Der Gefrier- und Auftauvorgang wird oft mehrmals wiederholt, um maximale Effizienz zu gewährleisten.

Einsatzgebiete der Kryotherapie

Prostatakrebs: Besonders bei lokal begrenztem Prostatakrebs, wenn andere Behandlungen nicht möglich sind.
Nierenkrebs: Wird oft bei kleinen Nierentumoren eingesetzt.
Lebermetastasen: Bei Lebertumoren oder Metastasen als Alternative zur operativen Entfernung.
Lungenkrebs: Bei bestimmten Tumoren in der Lunge.
Hautkrebs: Vor allem bei oberflächlichen Tumoren wie Basalzellkarzinomen oder aktinischer Keratose.

Vorteile der Kryotherapie

Minimal-invasiv: Weniger belastend als offene Operationen.
Gezielte Behandlung: Gesundes Gewebe wird geschont.
Wiederholbarkeit: Die Behandlung kann bei Bedarf mehrmals durchgeführt werden.
Kurze Erholungszeit: Patienten erholen sich in der Regel schneller als nach einer Operation.

Risiken und Nebenwirkungen

Schmerzen oder Schwellungen an der Behandlungsstelle.
Blutungen oder Infektionen können auftreten.
Nerven- oder Gewebeschäden, wenn die Kälte benachbartes Gewebe beeinträchtigt.
Inkontinenz oder Impotenz bei Prostatabehandlungen.

Das Unterbewusstsein und seine Funktion

Das Unterbewusstsein

Das Unterbewusstsein ist der Teil unseres Geistes, der viele Prozesse steuert, die wir nicht bewusst wahrnehmen oder kontrollieren. Es ist ein wichtiger Bestandteil der menschlichen Psyche und beeinflusst Gedanken, Gefühle und Verhalten oft auf eine Art und Weise, der wir uns nicht immer bewusst sind. Hier sind einige wichtige Aspekte, wie das Unterbewusstsein funktioniert:

1. Speicherung von Informationen

Das Unterbewusstsein speichert alle Erfahrungen, die wir im Laufe unseres Lebens machen, und zwar unabhängig davon, ob wir uns bewusst daran erinnern können. Dazu gehören Erinnerungen, Gewohnheiten, Werte, Ängste, Vorlieben und unbewusste Annahmen. Diese Informationen sind immer zugänglich, auch wenn wir uns nicht aktiv ihrer bewusst sind.

2. Automatisierung von Prozessen

Viele tägliche Aktivitäten, wie das Autofahren, das Tippen auf einer Tastatur oder das Zähneputzen, werden vom Unterbewusstsein gesteuert, nachdem wir sie erlernt haben. Diese Aktivitäten müssen nicht mehr bewusst durchdacht werden, sie laufen automatisch ab.

3. Einfluss auf Emotionen und Verhalten

Das Unterbewusstsein beeinflusst oft unsere Emotionen und unser Verhalten, ohne dass wir es bemerken. Zum Beispiel kann eine frühkindliche Erfahrung, die tief im Unterbewusstsein gespeichert ist, spätere Reaktionen auf ähnliche Situationen beeinflussen, selbst wenn wir keine bewusste Erinnerung an diese Erfahrung haben.

4. Traumverarbeitung

Im Schlaf arbeitet das Unterbewusstsein aktiv, insbesondere in der Phase des REM-Schlafs (Rapid Eye Movement). Es verarbeitet und organisiert Erlebnisse, Gedanken und ungelöste Konflikte. Träume können daher ein Spiegelbild von unterbewussten Ängsten, Wünschen und Erinnerungen sein.

5. Verhalten und Gewohnheiten

Viele unserer Gewohnheiten – sei es im Hinblick auf Ernährung, Bewegung oder auch negative Muster wie Prokrastination – sind tief im Unterbewusstsein verankert. Diese Gewohnheiten entstehen oft, weil das Unterbewusstsein Verhaltensweisen, die mit bestimmten Ergebnissen oder Emotionen verknüpft sind, immer wieder verstärkt.

6. Einfluss auf Entscheidungen

Das Unterbewusstsein beeinflusst auch viele unserer Entscheidungen. Es kann auf Basis von Erfahrungen, Erziehung und Prägung unbewusste Vorurteile oder Glaubenssätze entwickeln, die uns dann in bestimmten Situationen steuern. Oft treffen wir

Entscheidungen, die aus diesen unbewussten Prozessen resultieren, ohne uns ihrer vollständig bewusst zu sein.

7. Verbindung zu mentalen Zuständen und Heilung

Das Unterbewusstsein hat auch eine große Rolle bei Heilungsprozessen. Viele therapeutische Methoden wie die Hypnotherapie oder die psychodynamische Therapie zielen darauf ab, das Unterbewusstsein zu erreichen und festgefahrene Muster oder ungelöste Konflikte zu bearbeiten. Auch Affirmationen und Visualisierungen zielen darauf ab, positive Botschaften in das Unterbewusstsein zu implantieren und so das Verhalten oder den mentalen Zustand zu verändern.

8. Verdrängung

Ein wichtiger Mechanismus des Unterbewusstseins ist die Verdrängung, bei der schmerzhafte oder traumatische Erlebnisse und Gedanken aus dem bewussten Denken verdrängt werden. Sie bleiben jedoch im Unterbewusstsein bestehen und können später in Form von Symptomen oder unbewussten Konflikten wieder auftauchen.

9. Einflüsse aus der Umgebung

Das Unterbewusstsein ist stark empfänglich für äußere Einflüsse, besonders in der frühen Kindheit. Die Art und Weise, wie wir erzogen wurden, wie unsere Umwelt uns behandelt hat und welche Erfahrungen wir gemacht haben, prägt unser Unterbewusstsein und hat Auswirkungen auf unsere Persönlichkeit, Einstellung und unsere Reaktionen in bestimmten Situationen.

Fazit

Das Unterbewusstsein ist ein mächtiges System, das unzählige Prozesse in unserem Leben beeinflusst. Es agiert oft unabhängig von unserem bewussten Verstand, steuert viele unserer unbewussten Reaktionen und ist entscheidend für das Verständnis von Gewohnheiten, Emotionen und Verhaltensmustern. Der Zugang zu diesem Teil des Geistes kann helfen, tiefere Einblicke in uns selbst zu gewinnen und Veränderungen im Verhalten oder in der Wahrnehmung vorzunehmen.

Das Unterbewusstsein ist der Teil unseres Geistes, der viele Prozesse steuert, die wir nicht bewusst wahrnehmen oder kontrollieren. Es ist ein wichtiger Bestandteil der menschlichen Psyche und beeinflusst Gedanken, Gefühle und Verhalten oft auf eine Art und Weise, die uns nicht immer bewusst sind.

Wie entsteht die Speicherung im Unterbewusstsein?

Speicherung im Unterbewusstsein bei Kindern und Erwachsenen

1. Alpha-Wellen (8–12 Hz)

Zustand: Entspannung, Ruhe, kreative Aktivitäten, meditative Zustände.

Bei Kindern: Ab etwa 5 Jahren beginnen Alpha-Wellen eine größere Rolle zu spielen. In diesem Alter können Kinder Entspannung und Fokus besser erleben und ausbalancieren. Sie entwickeln zunehmend die Fähigkeit, sich zu konzentrieren und Informationen im Wachzustand zu verarbeiten. Diese Wellen treten häufig auf, wenn ein Kind ruhig ist, in einem entspannten Zustand, z. B. beim Zeichnen, beim Spielen oder während kreativer Aktivitäten.

Bedeutung für das Unterbewusstsein: In einem Alpha-Zustand ist das Gehirn des Kindes empfänglich für positive Suggestionen und Lernprozesse. Auch wenn der bewusste Verstand beginnt, aktiver zu werden, bleibt das Unterbewusstsein weiterhin offen für neue Eindrücke. Kinder im Alpha-Zustand sind auch empfänglicher für positive Bestärkungen und kreative Einflüsse.

2. Beta-Wellen (12–40 Hz)

Zustand: Wachzustand, Aufmerksamkeit, Konzentration, aktives Problemlösen.

Bei Kindern: Im Verlauf der Kindheit und Jugend nehmen Beta-Wellen zu. Besonders im Schulalter, wenn Kinder mit Aufgaben, Lernen und problemlösendem Denken konfrontiert werden, dominieren Beta-Wellen. Beta-Wellen sind typisch für Zustände der Fokussierung, Aufmerksamkeit und Konzentration.

Bedeutung für das Unterbewusstsein: In einem Beta-Zustand ist das Unterbewusstsein weniger empfänglich für direkte Programmierung oder Veränderungen, da der bewusste Verstand und die kognitive Kontrolle aktiv sind. Es ist ein Zustand, in dem das Kind bewusst mit Informationen arbeitet und diese verarbeitet. Es ist jedoch auch der Zustand, in dem das kritische Denken und die Analysen gestärkt werden, was für das Lernen und die persönliche Entwicklung von Vorteil ist.

3. Gamma-Wellen (über 40 Hz)

Zustand: Höchste geistige Aktivität, Bewusstseinserweiterung, schnelle Informationsverarbeitung.

Bei Kindern: Gamma-Wellen sind bei Kindern, insbesondere bei jüngeren, weniger dominant, treten jedoch gelegentlich auf, wenn das Kind sehr fokussiert ist oder eine hohe geistige Herausforderung bewältigt. Die Gamma-Wellen dominieren in Phasen hoher kognitiver Aktivität, z. B. bei intensiver Problemlösung oder bei besonders kreativen Aufgaben.

Bedeutung für das Unterbewusstsein: Gamma-Wellen sind sehr intensiv und haben in Bezug auf die Prägung des Unterbewusstseins weniger Einfluss als Theta- oder Alpha-Wellen. In diesem Zustand ist das Kind möglicherweise mehr mit aktiver Problemlösung oder bewusster Wahrnehmung beschäftigt, was weniger mit der direkten programmierenden Aufnahme von Informationen zu tun hat.

Zusammenfassung der Frequenzen bei Kindern

Säuglinge und Kleinkinder: Dominant sind Delta-Wellen (0,5–4 Hz), besonders im Schlaf, aber auch in tiefen Entspannungs- und Traumzuständen. Das Gehirn ist stark empfänglich für unbewusste Prägung.

Kleinkinder bis Vorschulkinder (2–6 Jahre): Häufige Theta-Wellen (4–8 Hz), die das Gehirn empfänglich für Lernen und unbewusste Programmierung machen.

Schulkinder (ab etwa 6 Jahren): Alpha-Wellen (8–12 Hz) dominieren zunehmend in entspannten Wachzuständen. Das Lernen wird aktiver und bewusster.

Ältere Kinder und Jugendliche: Mehr Beta-Wellen (12–40 Hz), da der bewusste Verstand stärker wird und Kinder auf äußere Reize und kognitive Aufgaben reagieren. Gamma-Wellen (über 40 Hz) treten bei sehr intensiven geistigen Aktivitäten auf.

Bedeutung für die Entwicklung

In den frühen Jahren sind die Hirnwellen von Kindern vor allem langsame Frequenzen wie Delta und Theta, was bedeutet, dass das Gehirn des Kindes in einem besonders aufnehmbaren Zustand für neue Informationen ist. Diese Phasen sind besonders wichtig für das pragmatische Lernen (z. B. durch Nachahmung), das Prägen von emotionalen Mustern und unbewussten Glaubenssätzen. Die Fähigkeit des Kindes, Informationen zu verarbeiten und zu speichern, hängt stark von diesen frühen Gehirnwellenzuständen ab.

Praktische Anwendung

Affirmationen und Programmierung des Unterbewusstseins: Während der Theta-Wellen-Phasen (zwischen 2–6 Jahren) sind Kinder besonders empfänglich für Affirmationen und neue Erfahrungen. Wiederholte positive Botschaften, liebevolle Bestärkungen und modellhafte Verhaltensweisen können in diesem Alter besonders tief ins Unterbewusstsein aufgenommen werden.

Förderung der Kreativität und des Lernens: In den Alpha-Zuständen (ab etwa 6 Jahren) können kreative und entspannte Lernmethoden, wie z. B. Spielen, Kunst und Musik, dabei helfen, das Lernen zu fördern und eine positive emotionale und kognitive Entwicklung zu unterstützen.

Das Verständnis der Gehirnwellenfrequenzen von Kindern bietet wertvolle Einsichten, wie wir in verschiedenen Entwicklungsphasen gezielt das Lernen und die Prägung des Unterbewusstseins unterstützen können.

Was sind traumatische Erlebnisse?

Ein traumatisches Erlebnis ist ein Ereignis, das die körperliche oder psychische Integrität einer Person bedroht oder überfordert. Typischerweise geht es um Situationen, die Angst, Hilflosigkeit oder extremen Stress auslösen. Beispiele sind:

Unfälle oder Naturkatastrophen.
Gewalt (physisch, emotional oder sexualisiert).
Verluste (Tod nahestehender Personen).
Krieg oder Flucht.

Wie wirken sich traumatische Erlebnisse auf die Psyche aus?

Traumatische Ereignisse können tiefgreifende Spuren hinterlassen, sowohl kurzfristig als auch langfristig:

Akute Reaktionen:

Schock, Verwirrung, Angst oder starke emotionale Reaktionen. Körperliche Symptome wie Herzrasen, Zittern oder Schweißausbrüche.

Langfristige Folgen:

Posttraumatische Belastungsstörung (PTBS): Wiederkehrende Erinnerungen, Albträume, Flashbacks.

Ängste und Depressionen:

Anhaltende Sorgen, Niedergeschlagenheit, sozialer Rückzug.

Dissoziation:

Gefühl, von der Realität abgetrennt zu sein, „wie in einem Film zu leben".

Auswirkungen von Kindheitstraumata

Emotionale Folgen:

Angst, Scham oder das Gefühl, „nicht gut genug" zu sein.
Schwierigkeiten, Vertrauen zu anderen aufzubauen.

Kognitive Muster:

Negative Selbstüberzeugungen wie „Ich kann das nicht" oder „Ich bin wertlos".
Ständige Selbstkritik und Perfektionismus als Bewältigungsmechanismen.

Verhaltensweisen:
Rückzug, Wutanfälle oder das Gefühl von Überforderung in stressigen Situationen.
Vermeidungsverhalten, z. B. das Vermeiden bestimmter Situationen oder Beziehungen.

Warum entstehen solche Überzeugungen („Du kannst das nicht")?

Kinder interpretieren traumatische Erlebnisse oft so, dass sie selbst schuld wären. Wenn Erwachsene abwertende oder verletzende Botschaften senden, verinnerlichen Kinder diese als Glaubenssätze. Diese können später das Selbstbewusstsein und die Lebensgestaltung beeinträchtigen.

Wege zur Verarbeitung und Heilung:

1. **Erkennen und Hinterfragen negativer Glaubenssätze:**
   Fragen Sie sich: „Ist dieser Gedanke wahr?" oder „Wer hat mir das beigebracht?"
   Schreiben Sie positive Gegengedanken auf, z. B.: „Ich bin fähig und wertvoll."

2. **Therapeutische Unterstützung:**
   Traumatherapie: EMDR, Gesprächstherapie oder körperorientierte Verfahren helfen, belastende Erinnerungen aufzuarbeiten.
   Innere-Kind-Arbeit: Zugang zu den verletzten Anteilen in sich selbst finden und Mitgefühl entwickeln.

3. **Selbstfürsorge und Ressourcenstärkung:**
   Achtsamkeitsübungen, Meditation oder Journaling fördern

das emotionale Gleichgewicht.
Umgeben Sie sich mit Menschen, die Sie unterstützen und stärken.

4. **Stärkung der Resilienz:**
Suchen Sie nach positiven Erfahrungen, die zeigen, dass Sie Herausforderungen meistern können.
Feiern Sie kleine Erfolge und seien Sie nachsichtig mit sich selbst.

Möchten Sie tiefer auf einen bestimmten Punkt eingehen? Ich bin hier, um Sie zu unterstützen.

Das Heilen des Unterbewusstseins bedeutet, negative Glaubenssätze, emotionale Wunden und tief verwurzelte Muster zu erkennen, zu transformieren und durch gesunde, positive Überzeugungen zu ersetzen. Dies ist ein Prozess, der Geduld und Mitgefühl für sich selbst erfordert. Hier sind wirksame Ansätze, um das Unterbewusstsein zu heilen:

1. Negative Glaubenssätze erkennen und umprogrammieren

Selbstbeobachtung: Achten Sie auf wiederkehrende Gedanken wie „Ich bin nicht gut genug" oder „Ich schaffe das nicht".
Positive Affirmationen: Ersetzen Sie negative Überzeugungen durch positive Sätze, z. B.: „Ich bin fähig und verdienet es, glücklich zu sein."
Schreiben Sie Ihre Glaubenssätze auf: Fragen Sie sich, woher jene stammen und ob sie noch wahr sind.

2. Arbeit mit dem inneren Kind

Visualisierung: Stellen Sie sich Ihr jüngeres Ich vor und bieten Sie Trost und Verständnis. Sagen Sie ihm, was es damals gebraucht hätte.
Journaling: Schreiben Sie Briefe an Ihr inneres Kind, um emotionale Wunden zu heilen.
Selbstmitgefühl: Seien Sie liebevoll mit sich selbst und erkennen Sie an, dass Ihr inneres Kind Schutz und Zuwendung braucht.

3. Meditation und Hypnose

Geführte Meditationen: Spezielle Meditationen helfen, ins Unterbewusstsein zu gelangen und dort Heilung anzustoßen.
Selbsthypnose: Hypnose kann helfen, tief sitzende Blockaden zu lösen und neue Muster zu etablieren.
Atemübungen: Tiefes Atmen beruhigt den Geist und erleichtert den Zugang zu tieferen Schichten des Bewusstseins.

4. Emotionale Verarbeitung

Emotionales ausdrücken: Schreiben Sie Tagebuch oder sprechen Sie mit einer vertrauenswürdigen Person über Ihre Gefühle.
Körperarbeit: Tanz, Yoga oder andere körperorientierte Ansätze können emotionale Spannungen lösen, die im Unterbewusstsein gespeichert sind.
Gefühle annehmen: Erlauben Sie sich, auch schwierige Emotionen zu fühlen, ohne sie zu bewerten.

5. Traumatherapie und professionelle Unterstützung

EMDR: Diese Methode kann helfen, belastende Erinnerungen neu zu verarbeiten.
Desensibilisierung und Verarbeitung durch Augenbewegung.
Kognitive Verhaltenstherapie (CBT): Hilft dabei, Gedankenmuster zu verändern.
Körpertherapie: Somatische Ansätze helfen, Traumata zu lösen, die im Körper gespeichert sind.

6. Positive Routinen und Rituale:

Achtsamkeit: Bleiben Sie im Moment präsent, um alte Muster zu durchbrechen.
Dankbarkeitspraxis: Führen Sie ein Dankbarkeitstagebuch, um den Fokus auf das Positive zu lenken.
Visualisierung: Stellen Sie sich das Leben vor, das Sie führen möchten, und spüren Sie die Emotionen, als ob es bereits Realität wäre.

Wichtiger Hinweis

Der Heilungsprozess erfordert Geduld. Seien Sie sanft zu sich selbst und feiern Sie kleine Fortschritte. Das Unterbewusstsein reagiert auf Wiederholung und positive Emotionen.

Um Ihr Unterbewusstsein zu erreichen, müssen Sie in einen Zustand gelangen, in dem Ihr bewusster Verstand weniger aktiv ist und der Zugang zu tieferen, unbewussten Schichten ermöglicht wird. Dieser Zustand ist geprägt von Entspannung, erhöhter

Suggestibilität und fokussierter Aufmerksamkeit. Hier sind die besten Zustände, um mit dem Unterbewusstsein zu arbeiten:

1. Hypnotischer Trancezustand

Merkmale: Tiefe Entspannung und ein fokussierter Geisteszustand, in dem das Unterbewusstsein empfänglich für Suggestionen ist.

Wie erreichen? Durch Hypnose oder Selbsthypnose. Geführte Meditationen oder das Hören beruhigender Musik helfen ebenfalls.

2. Meditativer Zustand

Merkmale: Ein Zustand tiefer Achtsamkeit und Präsenz, in dem der Geist zur Ruhe kommt.
Wie erreichen? Meditationstechniken wie Atemübungen, geführte Meditationen oder Mantra-Meditation führen dazu, dass der bewusste Verstand „loslässt" und das Unterbewusstsein zugänglich wird.

3. Theta-Gehirnwellenzustand

Merkmale: Der Theta-Zustand (4–8 Hz) ist ein Zustand tiefer Entspannung, ähnlich dem Moment kurz vor dem Einschlafen oder beim Aufwachen. Das Gehirn befindet sich in einem kreativen, suggestiblen Modus.
Wie erreichen? Entspannungstechniken wie progressive Muskelentspannung, Yoga Nidra oder durch binaurale Beats (Theta-Frequenzen) können den Theta-Zustand fördern.

4. Traumähnlicher Zustand (hypnagogischer Zustand)

Merkmale: Der Moment zwischen Wachsein und Schlaf, in dem das Bewusstsein fluktuiert und das Unterbewusstsein durch Bilder, Gedanken und Gefühle „kommuniziert".
Wie erreichen? Dies geschieht natürlich beim Einschlafen oder Aufwachen. Sie können es bewusst nutzen, indem Sie positive Affirmationen oder Visualisierungen anwenden. Der hypnagogische Zustand ist wie ein „Tor zum Unterbewusstsein", das zwischen Wachsein und Schlaf kurzzeitig die Realität, Kreativität und Traumvorstellung vermischt.

5. Flow-Zustand

Merkmale: Ein Zustand völliger Vertiefung und Konzentration auf eine Aufgabe, bei der das Zeitgefühl verloren geht. Das Unterbewusstsein übernimmt kreative Prozesse.
Wie erreichen? Durch Aktivitäten wie Malen, Schreiben, Musizieren oder Sport, die deine volle Aufmerksamkeit erfordern und Freude bereiten.

6. Traumzustand (Klarträume)

Merkmale: In Klarträumen ist man sich bewusst, dass man träumt, und kann bewusst mit dem Unterbewusstsein interagieren.
Wie erreichen? Traumarbeit und Techniken wie das Führen eines Traumtagebuchs und Reality-Checks können Klarträume fördern.

Tipps zur Vorbereitung:

Entspannung: Schaffen Sie eine ruhige Umgebung ohne Ablenkungen.
Atemtechniken: Tiefe Atemzüge signalisieren dem Körper, sich zu entspannen.
Intention setzen: Formulieren Sie eine klare Absicht, z. B.: „Ich möchte mein Unterbewusstsein erreichen, um XY zu verstehen oder zu lösen."
Dr. Carl Simonton war ein amerikanischer Radiologe und Pionier in der psychologischen Betreuung von Krebspatienten. Er entwickelte die Simonton-Methode, eine ganzheitliche Therapie, die darauf abzielt, die Selbstheilungskräfte des Körpers durch positive mentale Einstellung und gezielte Visualisierungen zu unterstützen. Seine Arbeit basierte auf der Überzeugung, dass Emotionen, Gedanken und innere Bilder einen Einfluss auf den Verlauf von Krankheiten, insbesondere Krebs, haben können.

Grundprinzipien der Simonton-Methode

1. **Geist-Körper-Verbindung:** Körperliche Gesundheit wird durch die psychische Verfassung beeinflusst. Positive Gedanken und Emotionen fördern die Genesung.

2. **Visualisierung:** Patienten stellen sich vor, wie ihr Immunsystem den Krebs bekämpft. Zum Beispiel wird der Tumor als etwas dargestellt, das sich verkleinert oder aufgelöst wird.

3. **Positive Selbstsuggestion:** Der Einsatz von Affirmationen und positiven Glaubenssätzen soll das Selbstvertrauen stärken und Stress reduzieren.

4. **Zielsetzung und Lebensfreude:** Patienten setzen sich motivierende Ziele, die ihnen Lebensfreude schenken und die Perspektive auf Heilung fördern.

Techniken der Simonton-Methode

Geführte Visualisierungen: Patienten stellen sich den Heilungsprozess bildlich vor, z. B. weiße Blutkörperchen, die Tumorzellen angreifen.
Entspannungsübungen: Progressive Muskelentspannung und Atemtechniken fördern innere Ruhe.
Affirmationen: Wiederholung von positiven Sätzen wie „Mein Körper heilt sich selbst" oder „Ich bin stark und gesund".
Tagebuchführung: Reflexion über Gedanken, Gefühle und Fortschritte.

Anwendungsgebiete

Die Methode wird vor allem in der Unterstützung von Krebspatienten angewendet, aber auch bei anderen chronischen Erkrankungen und zur Stressbewältigung.

Kritik und Wirksamkeit

Kritik: Einige Mediziner kritisieren die Simonton-Methode, da wissenschaftliche Beweise für eine direkte Heilung durch Visualisierung fehlen. Dennoch wird sie als ergänzende Maßnahme zur Unterstützung des Wohlbefindens geschätzt.

Vorteile: Viele Patienten berichten von besserer Lebensqualität, weniger Stress und einem gestärkten Gefühl der Selbstwirksamkeit.

Dr. Simontons Buch

Sein bekanntestes Werk ist „Getting Well Again" (dt.: „Wieder gesund werden"), in dem er seine Methode ausführlich beschreibt.

Fazit

Krebs ist eine ganz miese Sache, vielleicht die furchtbarste überhaupt. Kaum ein anderes Krankheitsbild ist derart negativ behaftet, weil Krebs so vielschichtig sein und zum Tode führen kann. Das ganze Leben gehe ich schon den Weg des Krebses, irgendwie war er ein häufiger Begleiter. Vor allem durch die Erkrankungen meiner Frau musst ich vieles neu lernen, annehmen und umdenken. Es gibt nicht das Allheilmittel gegen den Krebs, vielleicht macht es auch eine Mischung aus vielen verschiedenen Ansätzen aus. Halte einfach die Augen offen für Neues, ohne dich immer gleich von jeder neuen Schlagzeile und jedem Wundermittelchen aufs Korn nehmen zu lassen.
Cornelia und ich wären heute nicht da, wo wir sind. Wir sind wieder glücklich mit unserer kleinen Familie, weil wir gelernt haben, alles Gute anzunehmen und mit all dem Schlechten besser umgehen zu können.
Krebs geht uns alle an und es betrifft jeden – jeden Tag aufs Neue. Ständige Angst und Lähmung helfen hier nicht weiter. Gerade mit einer solchen Erkrankung muss man offensiv umgehen, den Kampf wagen, Ratschläge einholen, neue Wege gehen und immer voll bei sich und seinen Liebsten sein, die trotz aller Unterschiede diesen Weg mitgehen. Die Liebe erhält uns am Leben. Die Liebe zu uns und die Liebe zu anderen.

Ich hoffe, ich konnte euch viele Einblicke in unsere Schicksalsjahre geben und ihr tankt Kraft, Zuversicht und Lebensenergie daraus. Dann hatte all das einen Sinn.
Ich würde mich freuen, wenn wir in Kontakt blieben über Instagram. Bei Digistore24 findet ihr zahlreiche Seminare von mir über das Unterbewusstsein und über Glück, Liebe, Zufriedenheit, Gesundheit und Reichtum.

Besucht mich doch dort einmal, vielleicht ist das passende Seminar auch für euch dabei. Ich würde mich freuen.
Bleibt oder werdet gesund. Mit Körper, Seele und Geist.
Alles Liebe

Euer
Carsten Teich

Quellenverzeichnis:

Dr. med Michael Spitzbart, Schutz vor Krebs, 2018

Kurt Tepperwein, Du machst mich krank!, mvg Verlag 2004

Rüdiger Dahlke, Krankheit als Sprache der Seele,
Goldmann Verlag 2017

Dr. Johanna Budwig Stiftung, Öl-Eiweiß-Kost,
Knaur Verlag 2000

Bert Heuper, Krebs – Wenn die Seele durch den Körper spricht,
Knaur Verlag 2008

O. Carl Simonton/Simonton Methode, Wieder gesund werden,
Rowohlt Verlag 2001

Dr. Joseph Murphy, Die Macht Ihres Unterbewusstseins,
Goldmann Verlag 1997

Erhard F. Freitag, Kraftzentrale Unterbewusstsein,
Goldmann Verlag 1986

Louise Hay, Heile deinen Körper, Arkana Verlag 2004

Kurt Tepperwein, Das große Affirmationsbuch,
mvg Verlag 2007

Kurt Tepperwein, Die hohe Schule der Hypnose,
Heyne Verlag 2015

Trutz Hardo, Entdecke deine früheren Leben,
Silberschnur Verlag 2009

Dr. med. Raymond a. Moody, Leben nach dem Tod,
Rowohlt Verlag 2001

Elisabeth Kübler-Ross, Über den Tod und das Leben danach,
Silberschnur Verlag

Nützliche Adressen

Gesellschaft für Biologische Krebsabwehr
69015 Heidelberg

Krebsinformationsdienst Deutsche Krebsforschung
69120 Heidelberg

Nützliche Internetadressen

www.inkanet.de
Informationen für Krebspatienten und Angehörige

www.brustkrebs-studien.de
Aufklärung Teilnahme an klinischen Studien

www.mamazone.de
Berät Frauen mit Brustkrebs

www.brustkrebs-web.de
Aktuelle Informationen zum Thema Brustkrebs

www.krebsgesellschaft.de
Informationen über neue Behandlungsoptionen

LESETIPP!

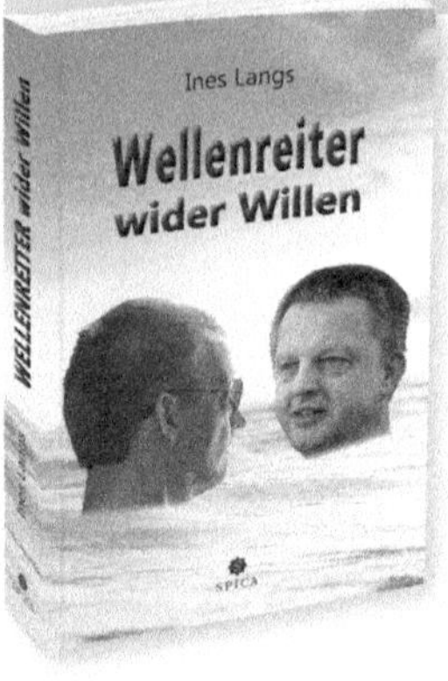

Ines Langs
Wellenreiter wider Willen

292 Seiten
13,5 x 20,5 cm
Softcover mit Klappen
ISBN: 978-3-98503-015-6
19,90 € (D)

Es war sehr hoher Wellengang, der die Autorin Ines Langs und ihren geliebten Mann Detlef Ende 2017 erfasste. Detlef erkrankte an ALS (Amyotrophe Lateralsklerose), einer unheilbaren Krankheit, die meist innerhalb weniger Jahre zum Tod führt. Ines versuchte auf ihre eigene Art, den Kopf über Wasser zu halten. Sie schrieb ab Mitte März 2020 jeden Morgen handschriftlich auf, was ihr gerade durch den Kopf ging. In diesen Morgenseiten spiegeln sich alle Aspekte ihres Alltags mit der Krankheit ALS wider, einschließlich tabubelasteter „egoistischer" Gedanken und Gefühle. Doch sie enthalten auch Worte, die von Zuversicht zeugen. Und nicht zuletzt von der Liebe, die sie durch diese schwere Zeit trug. Die Liebe zu Detlef ebenso wie die Liebe, die ihr von ihrer Familie und ihren Freunden entgegengebracht wurde.
Ines Langs möchte mit diesem Buch anderen Angehörigen von ALS-Erkrankten stellvertretend eine Stimme geben und sie darin bestärken, dass ihre Gedanken und Gefühle völlig normal sind. Dass sie nicht allein sind in ihrem Empfinden. Aber auch, dass es nach dem Tod des geliebten Menschen Hoffnung auf neue Lebensfreude gibt. Und dass letztlich nur eines zählt: Dass die Liebe bleibt!